ATLAS OF TYPICAL CASES IN DIGESTIVE ENDOSCOPIC THERAPY

消化内镜治疗学
典型病例图谱

主　审　彭贵勇　刘　俊
主　编　陈　磊　柏健鹰　刘爱民　丁　震
副主编　雷宇峰　费润欢　沈文拥　杨　歆

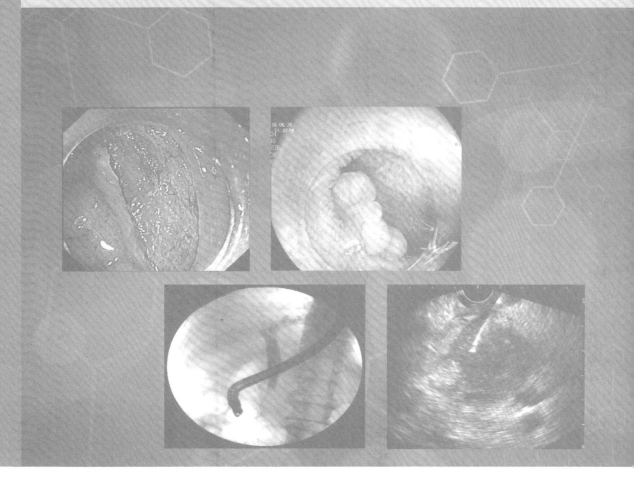

科学技术文献出版社
SCIENTIFIC AND TECHNICAL DOCUMENTATION PRESS
·北京·

图书在版编目（CIP）数据

消化内镜治疗学典型病例图谱 / 陈磊等主编. —北京：科学技术文献出版社，
2021.8（2022.9重印）
ISBN 978-7-5189-8020-8

Ⅰ.①消… Ⅱ.①陈… Ⅲ.①消化系统疾病—内窥镜—治疗—图谱
Ⅳ.① R570.5-64

中国版本图书馆CIP数据核字（2021）第118061号

消化内镜治疗学典型病例图谱

策划编辑：付秋玲 责任编辑：李 丹 何惠子 责任校对：文 浩 责任出版：张志平

出 版 者 科学技术文献出版社
地 址 北京市复兴路15号 邮 编 100038
编 务 部 （010）58882938，58882087（传真）
发 行 部 （010）58882868，58882870（传真）
邮 购 部 （010）58882873
官方网址 www.stdp.com.cn
发 行 者 科学技术文献出版社发行 全国各地新华书店经销
印 刷 者 北京虎彩文化传播有限公司
版 次 2021年8月第1版 2022年9月第2次印刷
开 本 787×1092 1/16
字 数 269千
印 张 16
书 号 ISBN 978-7-5189-8020-8
定 价 195.00元

主审简介

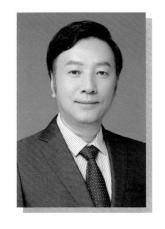

彭贵勇　陆军军医大学第一附属医院消化内科主任医师，教授。任中华医学会消化内镜学分会常务委员，中国医师协会内镜医师分会常务委员，中国抗癌协会肿瘤内镜学专业委员会副主任委员，中国研究型医院学会消化内镜分子影像学专业委员会副主任委员，中国非公立医疗机构协会消化内镜专业委员会副主任委员，海峡两岸医药卫生交流协会消化病学分会常委，中华医学会消化内镜学分会早癌协作组副组长，重庆市抗癌协会肿瘤内镜学专业委员会主任委员，重庆市医学会消化内镜学分会两届主任委员，多部国内外杂志编委。长期从事消化道疾病的内镜诊疗及内镜新技术的基础和临床研究工作。擅长消化系统疾病及疑难重症的诊治，尤其在使用消化内镜进行诊断及治疗方面具有丰富的经验，开展了多项内镜诊疗新技术。在消化道肿瘤内镜诊治方面处于国内领先水平，为国内知名消化内镜专家。主持了12项国家级及省部级科研项目，获得包括中华医学科技奖一等奖、军队医疗成果二等奖在内的多项科技进步及医疗成果奖项，主编三部专著，以第一及通讯作者发表国内外论著160余篇，获授权专利4项。长期致力于推广规范化的消化道早癌内镜诊疗技术，为提高我国消化道早癌内镜诊治水平做出了积极贡献。

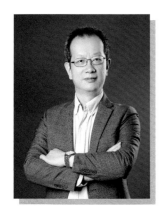

刘俊　华中科技大学同济医学院附属协和医院消化内科副主任、内镜中心副主任，主任医师，教授。任中华医学会消化内镜学分会常委，中华医学会消化内镜学分会内痔协作组组长，中国医师协会内镜医师分会常委，中国医师协会内镜分会消化内镜委员会常委，海峡两岸医药卫生交流协会消化内镜学分会常委，湖北省医学会消化内镜学分会主任委员等学术任职。担任《GUT中文版》《中华消化内镜杂志》等多个医学杂志编委。对消化道疾病的诊断和治疗有很高的水平，主持国家自然基金等多项科研项目，熟练掌握各种内镜诊断和治疗，是国内知名的消化内镜专家，特别擅长消化道疾病的内镜下复杂治疗和高难度手术，如消化道出血急诊止血治疗、胆管结石和肿瘤的ERCP治疗、慢性胰腺炎的ERCP治疗、胃肠道癌前疾病及早癌病灶的内镜下黏膜切除术（EMR）和黏膜剥离术（ESD）、黏膜下病变内镜下切除术、固有肌层病灶结扎及挖出术、消化道支架置入术、内镜下胃肠造瘘术、食管胃底静脉曲张套扎-硬化-组织凝胶注射术等。

主编简介

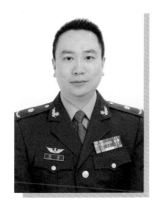

陈磊 陆军军医大学第一附属医院消化内科副主任，博士、副主任医师、副教授，硕士研究生导师。任中华医学会消化病学分会青年委员、首届NOTES学组委员、EUS学组委员，中国医药教育协会消化内镜专业委员会常委，中国抗癌协会肿瘤内镜学专委会ESD学组副组长，中国医师协会内镜医师分会内镜诊疗质控专业委员会委员，重庆市医学会消化内镜学分会副主任委员、EUS学组组长、NOTES学组副组长等学术职务。擅长消化系统常见疾病及疑难重症的诊治，尤其是消化道肿瘤的内镜微创治疗和终末期肝病的综合救治。发表SCI论文10余篇，中文文章20余篇。主持国家自然科学基金2项，重庆市课题5项。主编专著3部，副主编专著6部，参编专著8部。

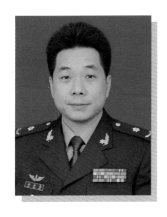

柏健鹰 陆军军医大学第二附属医院消化内科副主任、副主任医师、副教授、博士生导师。先后担任中华医学会消化内镜学分会青年委员、NOTES学组副组长；中国抗癌协会肿瘤内镜学专业委员会委员、消化道癌前疾病规范化诊治学组组长；中国医药教育协会消化内镜专业委员会副主任委员、早癌学组副组长；重庆市医学会消化内镜学分会副主任委员、内镜治疗学组组长、NOTES学组副组长；重庆市抗癌协会肿瘤内镜学专业委员会副主任委员、早癌学组组长。从事消化内镜工作20余年，率领团队诊断消化道早癌逾5000例。研究方向是消化道肿瘤发生的分子机制及早癌内镜诊治。先后承担国家自然基金课题，科技部重点研发专项子课题，军队重点课题，以及省部级课题15项。发表论文50余篇，其中SCI论文11篇，最高影响因子10.171。主编专著2部，参编6部。受聘担任教育部学位中心论文评审专家，*The American journal of gastroenterology*和《中华消化内镜杂志》同行评议专家。

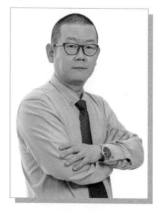

刘爱民　重庆大学附属涪陵医院消化内科主任，主任医师、教授。任中华医学会消化内镜学分会老年内镜协作组、影像学协作组委员，中国医师协会NOTES专业委员会委员，中国医疗器械行业协会消化内镜创新发展分会理事，重庆市医学会消化内镜学分会副主任委员、NOTES学组组长，重庆市中西医结合学会消化疾病专业委员会副主任委员、内镜学组组长，重庆市抗癌协会肿瘤内镜学专业委员会副主任委员、早癌学组副组长，重庆市中西医结合学会消化内镜专业委员会副主任委员，重庆市医院协会消化内科管理专业委员会副主任委员，重庆市消化内镜医疗质量控制中心专家组成员。云南、广西、河北、重庆科学技术奖评审专家。发明了"单钳道内镜下荷包缝合法""内镜'8'字辅助缝合法"。开展了10余项NOTES相关技术，如NOTES经直肠（胃）保胆取石术、基于NOTES技术的食道困难异物取出术等，多次应邀赴印度、澳门、海南等国内外会议大会开展讲座和手术演示。发表论文30余篇，专利2项。主持吴阶平基金1项，重庆市课题5项，主编、副主编专著6部。获重庆市科技进步奖2项，重庆市医学科技二等奖1项，地厅级奖12项。

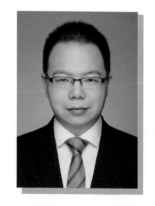

丁震　华中科技大学同济医学院附属协和医院消化内科教授、主任医师、博士生导师。任中华医学会消化内镜学分会胰腺协作组副组长，中华医学会消化内镜学分会青年委员，中华医学会消化内镜学分会内痔协作组委员兼秘书，中华医学会消化病学分会内外科对话协作组委员等学术职务。《消化超声内镜学》《消化超声内镜培训教程》副主编，《消化超声内镜疑难病诊断图解》主编，《中华消化内镜杂志》《中华胰腺病杂志》《世界华人消化杂志》编委。从事消化系统疾病的临床和科研工作十余年，对消化科常见病及疑难病具有丰富的临床经验。对消化内镜操作娴熟，通过超声内镜在消化系统及其周围疾病的诊治水平达到国际领先地位。

编　委　会

雷宇峰　　山西省煤炭中心医院
李达周　　中国人民解放军联勤保障部队第900医院
李　杉　　陆军军医大学第一附属医院
李旭刚　　山西省煤炭中心医院
林华英　　中国人民解放军联勤保障部队第909医院
刘爱民　　重庆大学附属涪陵医院
刘冰熔　　郑州大学第一附属医院
刘大鹏　　中国科学院大学重庆仁济医院
刘　丹　　郑州大学第一附属医院
刘丹青　　陆军军医大学第一附属医院
刘　俐　　陆军军医大学第一附属医院
刘珍贝　　重庆大学附属涪陵医院
吕　瑛　　南京大学医学院附属南京鼓楼医院
卢丹萍　　重庆大学附属涪陵医院
彭　学　　陆军军医大学第二附属医院
沈文拥　　重庆大学附属涪陵医院
石建华　　重庆大学附属涪陵医院
唐　静　　重庆大学附属涪陵医院
王　雷　　南京大学医学院附属南京鼓楼医院
王胜炳　　广东省梅州市人民医院
王选桐　　山西省煤炭中心医院
吴宏博　　陆军军医大学第一附属医院
吴　静　　陆军军医大学第一附属医院
吴　涛　　重庆大学附属涪陵医院
肖雪娟　　重庆市涪陵区妇幼保健院
夏冬丽　　重庆大学附属涪陵医院
薛　焱　　重庆大学附属涪陵医院
杨　丹　　重庆大学附属涪陵医院
杨　梅　　陆军军医大学第一附属医院
杨美华　　重庆大学附属涪陵医院
杨　歆　　陆军军医大学第二附属医院
易志强　　重庆大学附属涪陵医院
于　劲　　陆军军医大学第二附属医院
张华玉　　中国人民解放军联勤保障部队第909医院
张鸣青　　厦门大学附属东南医院
张　松　　南京大学医学院附属南京鼓楼医院
赵　铭　　德阳市人民医院
赵文婕　　山西省煤炭中心医院

学术秘书

李　杉　　陆军军医大学第一附属医院
夏冬丽　　重庆大学附属涪陵医院

序

  一直以来，消化内镜都是消化科大夫手术的"利器"，内镜诊疗也是一个优秀的消化科大夫必须要掌握的技能。但是在信息化社会的今天，消化内镜已经不仅仅是一种工具，而是发展成了一个整合的、系统的、完整的学科。中华医学会消化内镜学分会自1991年成立以来，从无到有、从小到大、从弱到强，使我国消化内镜学从跟跑世界发达国家到今天一些内镜技术国际首创、领先，成为世界消化内镜大国、强国。从简单的内镜诊断到内镜下手术，消化内镜长驱直入进入外科领地，逐渐模糊了内外科界限，以超级微创的手段解决了诸多的外科问题。消化内镜技术经历了从耗费数小时的人工阅片到瞬间人工智能阅片及人工智能的多方向进展，等等。至此，我国消化内镜学已经从一株幼苗成长为参天大树。

  近年来，消化内镜学进入了发展最为迅速的时期，各种新技术、新器械层出不穷，对消化系疾病（但不限于）的治疗产生了革命性的影响。以ESD、EUS、ERCP、EVL（EIS）为代表的"4E"技术是目前消化内镜治疗最先进、最热门的方向。不仅如此，通过隧道技术，围绕着消化管道轴内外的一系列疾病，也可以通过NOTES的方法进行微创治疗。在此基础上，我们又提出了以保护器官为主的超级微创手术的定义，即对需要手术干预的疾病，在保留人体器官结构完整性的基础上，切除病变，达到治愈疾病的目的。

  先进的技术需要规范化的推广，需要由合格的、优秀的消化内镜大夫实施。目前我国规范的消化内镜培训体系尚显不足，消化内镜大夫的学习和成长在很大程度上还是立足于其所处中心的传统式的师承教育，导致各家医院水平参差不齐，在一定程度上影响了消化内镜手术质量和治疗效果。有鉴于此，陈磊教授、柏健鹰教授、刘爱民教授和丁震教授组织国内专家，结合多年的临床内镜治疗经验编写了《消化内镜治疗学典型病例图谱》，四位主编均为国内消化内镜界较为活跃的中青年专家，他们长期扎根于临床一线，具有丰富的实践经验，同时又站在学科前沿，熟悉国内发展动态，勇于创新。其他各位编者也在各自的领域具有独到的见解和经验。两位主审专家彭贵勇教授和刘俊教授更是国内著名的消化内镜学家，他们技艺精湛，治学严谨。由他们六位专家主审、主编的著作，一定会对消化内科及消化内镜大夫的成长学习有所帮助。

感谢六位专家委托笔者为本书作序。笔者有幸先睹为快，认为本书内容全面而新颖，入选病例极具代表性，治疗技术的介绍既涵盖隧道技术、NOTES技术、4E技术等前沿内容，又包括狭窄扩张、内镜下止血等基本操作，手术图片清晰精美，点评分析简练准确。因此，作为一名多年从事消化内镜诊疗的大夫，我愿意将此书推荐给年轻的同行，希望本书能提高国内消化内镜大夫的规范化治疗水平，更好地造福于广大消化系疾病患者。

中国人民解放军总医院消化内科医学部主任
中华医学会消化内镜学分会主任委员

令狐恩强

2021年3月于北京

前　言

不知不觉从事消化内镜专业已经有二十年，从当初的刚出校门到如今的年过不惑，笔者亲眼所见、亲身体验了近二十年来消化内镜技术日新月异的发展和进步。无论是诊断还是治疗，无论是传承还是创新，每一次消化内镜相关设备和器械的改进都会带来诊疗技术的进步。遥想当初，内镜诊治过程中的消化道穿孔是多少内镜医生的噩梦，而随着NOTES技术的发展，现在的消化内镜医师甚至可以通过"主动穿孔"来进行胸腔、腹腔脏器的手术，其中伴随着多少理念的融合和变迁。消化内镜技术改变了人们对疾病的认识，从宏观到微观，从诊断到治疗，从临床到预防……消化内镜不仅是技术应用，还包含病因、遗传变异、内镜分型和病理分型、预防、诊疗和术后随访等。在以中华医学会消化内镜学分会前主委张澍田教授为首的中国专家的倡导下，世界消化内镜组织（world Endoscopy organization，WEO）的官方杂志及官网也已认同消化内镜（Endoscopy）已成为一个整合的、系统的、完整的学科，更应被称为"消化内镜学（Endoscopology）"。

众所周知，以ESD、EUS、ERCP、EVL（EIS）为代表的"4E"技术和经自然腔道内镜手术NOTES技术是目前消化内镜治疗和研究的最先进、最热门的方向，也备受众多青年内镜医师追崇。冰冻三尺，非一日之寒，这些高、精、尖技术的练就离不开平时的点滴积累，基本操作的标准化、规范化训练是所有消化内镜诊疗的基础。我国消化内镜医师的学习和成长在很大程度上还是立足于其所处中心的传统式的师承教育，导致有关的"三基训练"可能存在较大差异，并且受病例数限制，任何一个中心，任何一位医师都不可能全面掌握各种各样的内镜诊疗技术，这些都会大大限制内镜医师的视野，阻碍其在技术方面的进步。尽管在如今"知识大爆炸"的信息化时代，知识的来源和获取有多重途径，但是片段式的学习缺乏系统性和规范性。有鉴于此，我们集合众人力量，编撰了一本侧重于临床实践，覆盖最基本的操作，涵盖目前最前沿技术的内镜治疗图谱。本书精选了多个临床典型内镜治疗病例，以图片为主，尽可能全面系统地阐述了消化内镜治疗技术的临床规范应用及进展，深入剖析了相应疾病的诊疗思维及内镜诊治技巧，以期不断提高国内内镜医师诊疗水平。

本书的参写人员均为立足于临床一线多年的消化内镜医生，具有丰富的临床经验。我们从自己熟悉的领域内组稿，分别邀请国内众多知名的内镜专家提供其团队所诊治的真实病例，在编写此书过程中，我们要求手术图片尽可能展示清晰的解剖层次和手术步骤，诊疗思路的剖析力求清晰规范，专家点评尽可能做到简练准确。我们希望本书可以对消化内科及消化内镜各级临床医师有所裨益。由于本书初次成稿，难免存在疏漏，不足之处，敬请同行批评指正！

陈磊　柏健鹰　刘爱民　丁震

2021年2月17日于重庆

目　录

第一章 常规治疗

第一节 消化道异物

病例1：食管异物内镜下取出术

简要病史：患者，男，68岁，因"误吞锡箔纸包装的胶囊3小时"入院。

辅助检查：行无痛胃镜检查发现带锡箔纸包装的胶囊，嵌顿于食管上段，两侧食管壁有轻度糜烂（图1-1-1）。

治疗方式：内镜下异物取出术。

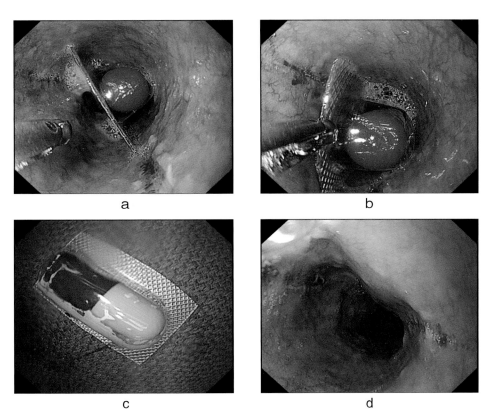

a.食管异物；b.使用活检钳取异物；c.取出的异物；d.食管损伤创面。

图1-1-1 食管异物内镜下取出术

术后情况：术后观察2小时，患者未诉明显不适，嘱其半流质饮食1日。

治疗要点：①常规进镜至食管异物处，观察异物嵌顿情况，评估黏膜损伤情况及有无穿孔等并发症，同时决定使用的取异物器材；②经活检孔道送入异物钳或者活检钳，选择合适的部位钳住异物，开钳或闭钳的动作需缓慢，以免损伤黏膜；③取异物时要顺食管管腔走行轻柔退镜，在食管收缩时可停留镜身，待食管舒张时再继续退镜，切忌强拖硬拉损伤黏膜；④可使用外套管保护咽喉部，降低取异物的难度及防止出现误吸，同时可以适当让患者头部后仰，以便异物顺利通过食管入口处；⑤顺利取出异物后需再次进镜观察黏膜损伤情况。

点评：①根据异物的形状、黏膜损伤情况，选择合适的手术方式及器材，对于已经有明显消化道穿孔或者毗邻动脉血管的异物，内镜下取出需慎重；②取异物时动作一定要轻柔，切忌强拖硬拉损伤黏膜，通过管腔狭窄部时，要找准时机待食管舒张时通过；③取出异物后，需再次进镜观察黏膜损伤情况，同时应注意观察食管内有无新生物等病症。

（费润欢　吴静）

病例2：胃内异物内镜下取出术

简要病史：患儿，男，3岁，因"误吞两个五角硬币1小时"入院。

辅助检查：行无痛胃镜检查发现胃体两枚五角硬币。征得患儿家属同意后行内镜下异物取出术（图1-1-2）。

治疗方式：内镜下异物取出术。

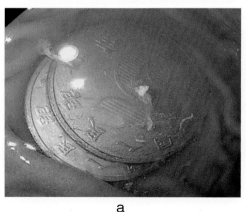
a

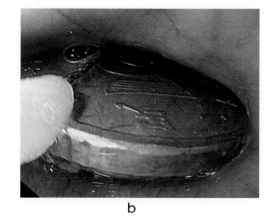
b

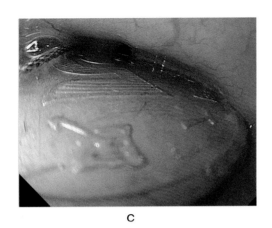
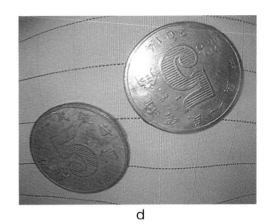

c　　　　　　　　　　　　　　d

a.胃体部异物；b、c.使用圈套器取异物；d.取出的异物。

图1-1-2　胃内异物内镜下取出术

术后情况：术后观察2小时，患儿未诉明显不适。

治疗要点：①口咽部、食管入口上方的异物，应首先用喉镜试取，若失败者再用胃镜。②急诊内镜适用于：A.食管内异物滞留≥24 h；B.出现气促、呼吸窘迫等气管受压表现；C.出现吞咽困难、流涎等食管梗阻表现；D.出现胃肠道梗阻、损伤表现。③自然排出失败的、且未达到急诊内镜指征的异物，可行择期内镜，时间原则上不超过24 h。④临床实践中，等待自然排出的胃内或十二指肠内异物可酌情经内镜取出。

点评：消化道异物是指在消化道内不能被消化且未及时排出而滞留的各种物体，是临床常见急症之一，若处理不及时，可能造成严重并发症，甚至导致死亡，一般常见于老人、婴幼儿及一些精神病患者，一旦确诊，必须确定是否需要治疗、紧急程度、治疗方法。内镜检查是最常见的手段，特殊情况需辅以影像学检查。影响异物处理的因素有：异物大小、形状、存留部位及时间。内镜介入的时机取决于发生误吸或穿孔危险的可能性。取异物通常需准备的器械包括圈套器、活检钳、网篮、异物钳、外套管等。

消化道异物内镜治疗常见的并发症：黏膜损伤、出血、感染、穿孔、误吸。

（陈静　陈文生）

病例3：结直肠异物内镜取出术

简要病史：患者，男，74岁，因"腹泻10天，腹胀5天"入院。既往史：近1年来长期吃整条鳝鱼（未吐刺及骨头）。

辅助检查：全腹部增强CT显示结、直肠明显扩张、积气、积液，其内见较多斑点状高密度影，小肠扩张、积液，未见确切管壁增厚及肿块影。征得患者及家属同意后行急诊肠镜检查及内镜下异物取出术（图1-1-3a~d）。

治疗方式：结直肠异物内镜取出术。

术后情况：症状完全缓解，复查腹部立位片未见确切肠梗阻征象（图1-1-3f）。

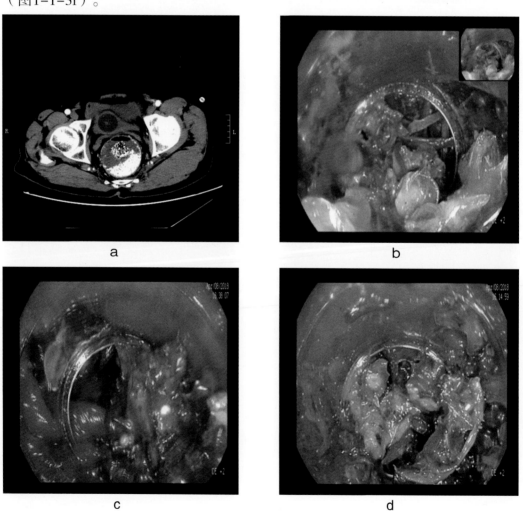

a

b

c

d

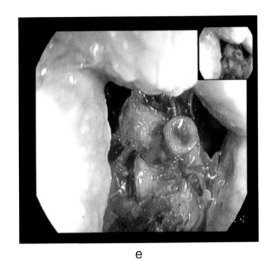
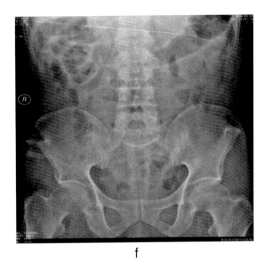

e　　　　　　　　　　　　　f

a.腹盆腔增强CT；b~e.内镜下直肠内骨性异物取出；f.腹部立位片未见确切肠梗阻征象。

图1-1-3　结直肠异物内镜取出术

治疗要点：结直肠异物的取出方法与其位置密切相关，对于位置较低的直肠异物(指诊可触及)，应首先考虑经肛门取出异物，位置较高者可选择肠镜下取出。内镜下取结直肠异物时,可选择异物钳或圈套器,注意旋转镜身、变换患者体位使异物走向与肠轴方向一致以最大程度减少操作相关损伤。异物取出后需警惕结肠穿孔可能。

点评：结直肠异物临床相对不常见。其相关并发症常包括黏膜损伤、肠梗阻、异物嵌入肠壁、肠穿孔以及肝脓肿等。腹盆腔CT检查可显示异物具体位置、嵌入肠壁深度，一旦发现消化道穿孔体征或影像学检查结果显示腹腔游离气体应考虑急诊手术探查。考虑本例患者为大量异物堵塞肠腔引起的机械性肠梗阻，异物在肠道内分布范围广，不排除存在多个梗阻部位，且梗阻时间长，故首选内镜下治疗。但要注意严格把握适应证，若镜下治疗无效或出现绞窄穿孔可能或异物致肠壁破裂，需尽快手术，以避免病情进一步恶化。

（刘珍贝　杨美华　韩宗珍）

病例4：消化道内异物自然排出

简要病史：患者男，15岁，因"间断性吞食异物1个月"入院，患者1个月前吞食3枚铁钉，未告知家长，入院前1天再次吞食1枚铁钉。

辅助检查：腹部立位片考虑右下腹及小骨盆约3点、9点处阳性异物（4枚铁钉），如图1-1-4a所示。

治疗要点：自然排出。予以缓泻剂口服导泻，每日复查腹部立位片，动态观察铁钉在消化道内的位置（图1-1-4b~d）。

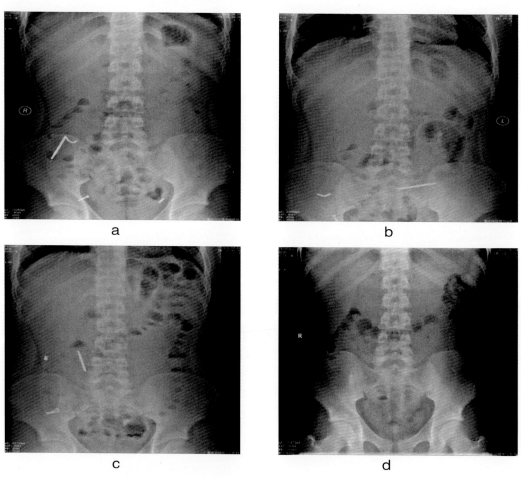

a.腹部立位片示右下腹及小骨盆约3点、9点处阳性异物；b、c.每日复查腹部立位片见异物排出及位置变化；d.4天后，复查腹部立位片未见异物影。

图1-1-4　消化道内异物自然排出

点评：对消化道内异物如铁钉、纽扣、玻璃球及硬币等，平片或腹部CT可初步评估其位置。一旦确诊，需确定是否需要治疗、紧急程度、治疗方法。

需根据不同情况选择不同治疗方法。本例患者1个月前有吞入异物的病史，但否认腹痛等临床症状。腹部立卧位片提示异物位于肠道内，暂无须内镜干预，经与患者及家属沟通后，选择等待异物自然排出。同时需充分向患者及家属告知，消化道内尖锐性异物有刺破肠壁导致肠穿孔以及异物不能排出等风险。在等待异物排出的过程中，需密切动态观察异物排出情况，以及异物的位置；若异物迟迟未排出，或位置无变化，需评估异物在体内长期滞留的风险性，并考虑内镜下干预或外科手术干预。

（刘珍贝　韩宗珍　石建华）

第二节　消化道狭窄

病例1：食管狭窄放射状切开术

简要病史：患者，女，29岁，因"食管狭窄"于门诊行放射状切开治疗。

辅助检查：距门齿21 cm处见食管狭窄，直径约0.4 cm，镜身不能通过（图1-2-1a）。肉眼观察呈膜性狭窄。

治疗方式：胃镜直视下使用IT刀纵向切开狭窄段，取2~3个点进行放射状切开，切开深度达食管肌层，至狭窄段消失，内镜前端顺利通过原狭窄处进入胃腔（图1-2-1b~d）。

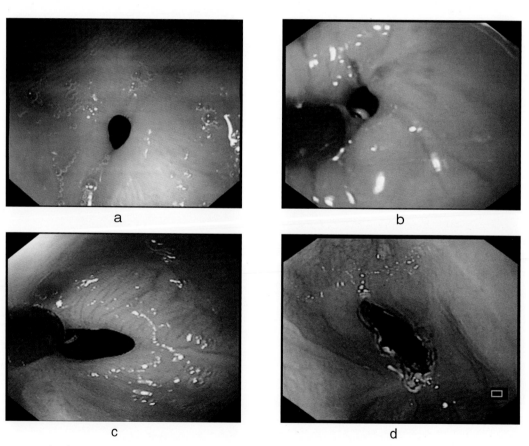

a.食管明显环周狭窄；b~d.予IT刀放射状切开，胃镜可通过。

图1-2-1　食管狭窄放射状切开术

术后情况：4周后复查胃镜，内镜可顺利通过狭窄处。

治疗要点：①进镜至病变狭窄段后，应用IT刀深入狭窄段进行放射状切开，一般采取12、3或9点切开，深度4.0～6.0 mm；②先浅后深，逐步推进，待内镜能够进入狭窄段后，在直视下扩大范围切开。

点评：内镜下消化道狭窄环状切开治疗并发症少，可以对瘢痕组织选择性切开，其切开方向和深度具有可控性，可以更有效地松解瘢痕组织。

（吴宏博　杨梅）

病例2：内镜下球囊扩张术

简要病史：患者，女，65岁，因"食管癌术后进食梗阻1个月"入院。

辅助检查：胃镜提示距门齿26 cm处见食管腔明显狭窄，直径约0.3 cm，内镜不能通过（图1-2-2a）。

治疗方式：经内镜活检孔道将导丝插入狭窄处，再通过导丝引导将1.2～1.5 cm柱状气囊置于狭窄段，逐次扩张狭窄部位，食管狭窄程度明显减轻，胃镜通过狭窄处进入胃腔（图1-2-2b~f）。

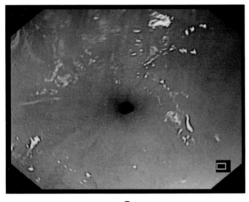

a

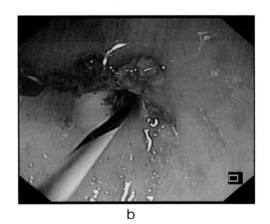

b

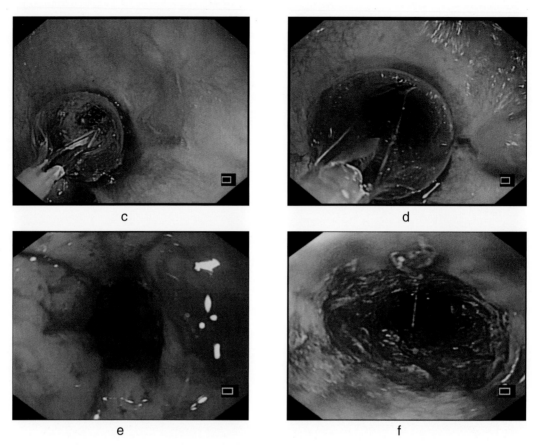

a.食管环周狭窄；b.使用导丝通过狭窄处；c、d 经导丝引导球囊通过狭窄处行逐次扩张；e、f.食管狭窄处肌层撕裂，狭窄明显减轻，内镜可通过。

图1-2-2　食管狭窄内镜下球囊扩张术

术后情况：患者24小时后开始进食半流质饮食，进食梗阻感明显减轻，4天后出院。

点评：内镜下球囊扩张治疗食管狭窄，操作步骤简单，成功率较高，手术时间短，但手术仍然存在黏膜撕裂、渗血等并发症，一般短时间内可消失。如果导丝通过狭窄段困难，建议在X线引导下进行治疗。

（吴宏博　刘俐）

病例3：食管狭窄支架置入术

简要病史：患者，男，54岁，因"进行性吞咽困难半年"入院。

辅助检查：胃镜检查提示距门齿25 cm处可见管腔狭窄，直径约0.2 cm。

治疗方式：食管距门齿23 cm处可见狭窄，直径约0.3 cm，导丝顺利通过狭窄段，内镜直视下沿导丝置入长14 cm覆膜支架，支架释放后在位通畅（图1-2-3）。

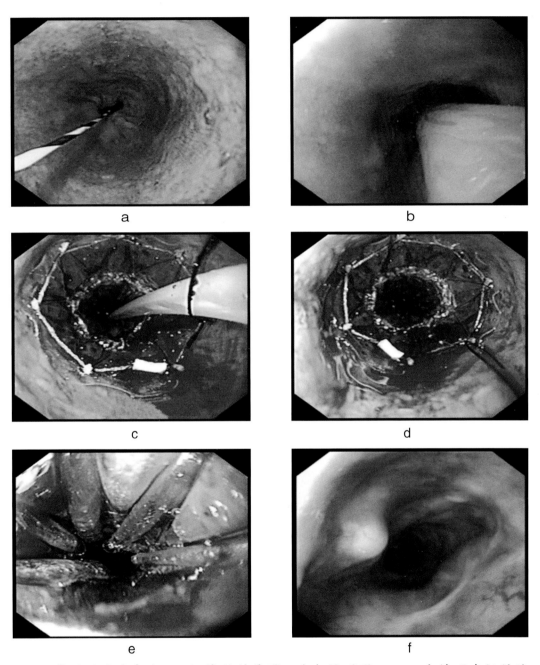

a.导丝通过狭窄处；b.经导丝引导置入支架输送器；c~e.内镜下直视释放支架；f.支架取出后狭窄处通畅。

图1-2-3 食管狭窄支架置入术

术后情况：4周后取出支架，8周后复查胃镜，内镜可顺利通过狭窄处。

治疗要点：①经胃镜活检孔道将导丝插入，选择长度合适的支架沿导丝将支架输送器缓慢滑送至狭窄部；②在胃镜直视下将支架缓慢释放，退出导丝及输送器，然后确认支架是否充分展开及位置是否准确，若位置不合适，可内镜下调整支架位置；③支架上下端以超出狭窄段2~3 cm为宜。

点评：胃镜下食管支架置入术治疗食管狭窄临床疗效明显，可即时改善患者吞咽困难，食管支架置入成功与否的关键是导丝是否能准确地通过狭窄段，如果导丝通过狭窄段困难，建议在X线引导下进行治疗。

（吴宏博　李杉）

第三节　黏膜毁损术

1. 氩等离子凝固术治疗息肉

病例1：结肠息肉内镜下氩等离子凝固术

简要病史：患者，女，55岁，因"体检发现结肠息肉"入院。

辅助检查：行结肠镜检查发现降结肠息肉，表面腺管开口呈Ⅱ型，诊断为结肠息肉（图1-3-1a~b）。

治疗方式：内镜下氩等离子凝固术(argon-plasma coagulation,APC)，如图1-3-1c~e所示。

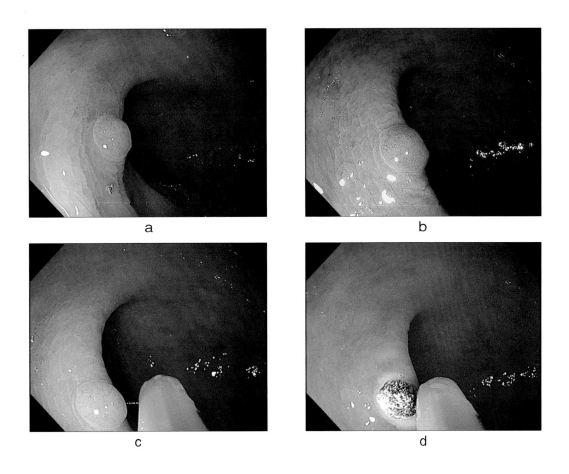

a

b

c

d

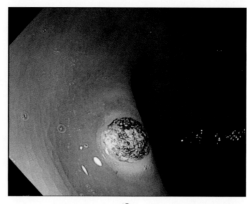

e

a.结肠息肉；b.窄带成像模式下观察；c～e.予内镜下APC。

图1-3-1   结肠息肉APC

术后情况：患者术后2天出院，随访无特殊不适。

治疗要点：①导管前端应与病变黏膜保持2～3 mm距离，不要过于接近病灶，并应与病灶成一定的角度，直接接触黏膜可能导致较深损伤，甚至穿孔；②不同的电工作站氩气流量设定可有区别，但通常都在0.8～1.2 L之间，功率30W左右；③如创面较深或发生黏膜下气肿，可考虑使用钛夹封闭创面，避免迟发性穿孔；④治疗过程中应注意抽气及烟雾，保持视野清晰，防止过度充气。

点评：氩等离子凝固术又称氩气刀。结肠较小息肉一般情况下无任何症状，通常为体检发现，直径0.5 cm以下的息肉可选择APC治疗。本例患者的息肉表面腺管开口呈Ⅱ型，考虑为增生性息肉，经APC处理后复查未见病灶残留与复发，达到了预期的临床疗效。

（费润欢　吴静）

病例2：倒镜下结肠息肉氩等离子凝固术

简要病史：患者，女，47岁，体检发现结肠息肉。

辅助检查：行结肠镜检查发现升结肠扁平息肉（图1-3-2a～b）。

治疗方式：内镜下氩等离子凝固术（图1-3-2c～e）。

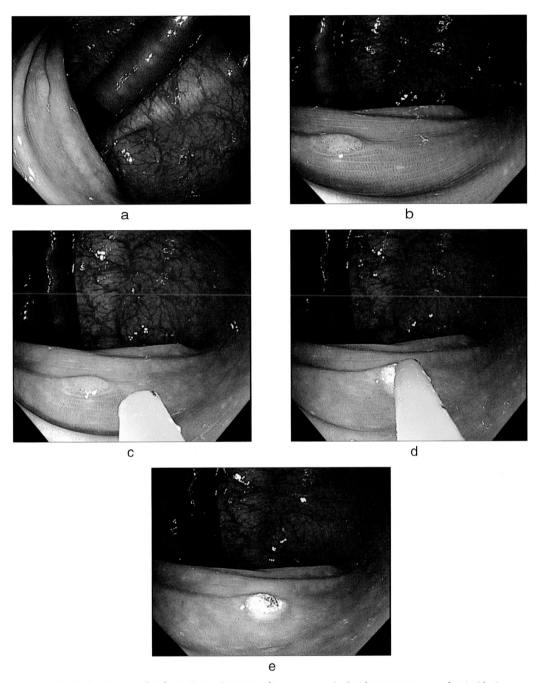

a.结肠息肉；b.窄带成像模式下观察；c、d.予内镜下APC；e.术后创面。

图1-3-2　结肠息肉APC

术后情况：患者门诊治疗，嘱流质无渣饮食一天，无特殊不适。

治疗要点：跟前一病例一致，注意可先将镜身复位，送入氩气刀后再反转镜身进行倒镜观察，在保持大旋钮不放松的情况下，轻拉镜身让APC前端靠近息肉，同时保持一定的距离进行氩气凝固治疗。

点评：在结肠镜检查过程中，因为结肠袋的原因，观察存在盲区，特别是升结肠及肝曲容易漏诊，但其恰好是无蒂锯齿状腺瘤和侧向发育型肿瘤的高发区域，建议内镜医师可在回盲部及升结肠进行倒镜观察，必要时辅以透明帽和活检钳进行观察。本例息肉正是在升结肠近肝曲处进行倒镜观察时发现的，肠镜正面观察难以发现息肉病灶。

（费润欢）

2.血管畸形内镜下氩等离子凝固术

病例3：结肠血管畸形内镜下氩等离子凝固术

简要病史：患者，女，65岁，因"反复便血1年余"入院。

辅助检查：结肠镜检查发现升结肠血管畸形，见单发的树枝样扩张的红色病变，红色病灶内可见扩张迂曲的血管纹理，直径为2 cm，边界清楚（图1-3-3a~c）。

治疗方式：内镜下氩等离子凝固术，并予钛夹封闭创面（图1-3-3d~f）。

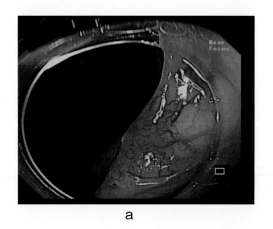

a

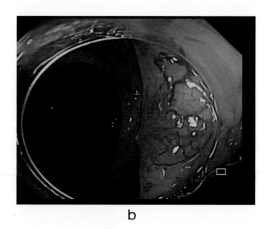

b

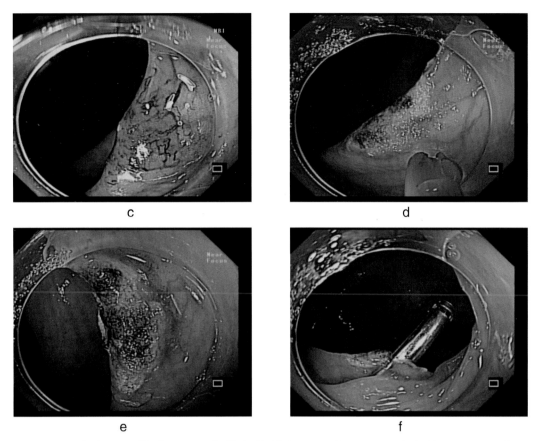

a、b.升结肠血管畸形；c.窄带成像模式下观察；d、e.予内镜下APC治疗；f.钛夹封闭创面。

图1-3-3　升结肠血管畸形APC

术后情况：患者3天后出院，随访1年未再出现便血。

治疗要点：对于血管畸形的病灶，应用APC充分烧灼毁损病灶内扩张显露的血管，如创面较深，可考虑使用钛夹封闭创面。其余治疗要点同前。

点评：结肠血管畸形一般情况下无任何症状，只有在出血的时候表现为鲜血便、暗红色血便或便潜血阳性，多以反复间歇性出血为主要表现。

齐滕裕等在内镜下将胃肠道血管畸形分为3型。Ⅰ型：平坦树枝状、雾状血管瘤样、线状及火花样扩展的毛细血管扩张；Ⅱ型：平坦或稍隆起，1~10mm边界清楚的红色斑，形态大多为圆形或星形，似有鲜血附着；Ⅲ型：边缘缓缓隆起性病变如黏膜下肿瘤，隆起的顶点呈凹陷状，中央为鲜红色。有出血的患者可以实施内镜下治疗、介入治疗、激素治疗和外科手术治疗。本例患者采用内镜下APC完全毁损畸形血管，并以钛夹封闭创面预防迟发性穿孔，临床效果显著。

（费润欢）

3.圈套器电凝术

病例4：结肠息肉内镜下圈套器电凝术

简要病史：患者，女，58岁，因"体检发现结肠息肉"入院。

辅助检查：结肠镜检查发现0.4 cm大小乙状结肠扁平息肉，表面腺管开口为Ⅱ型（图1-3-4a~b）。

治疗方式：内镜下圈套器电凝术（图1-3-4c~f）。

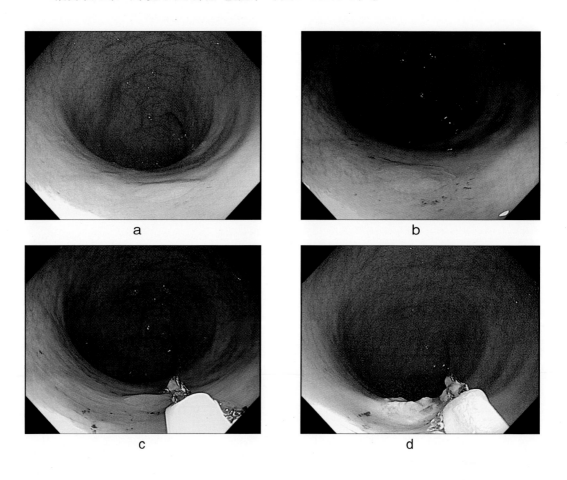

a

b

c

d

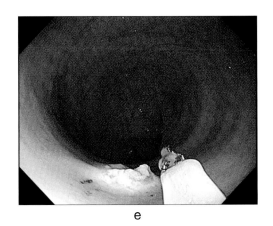
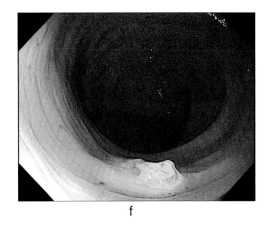

e　　　　　　　　　　　　　f

a.结肠息肉；b.NBI模式下观察；c～e.内镜下圈套器电凝；f.术后创面。

图1-3-4　结肠息肉圈套器电凝术

术后情况：患者术后当日出院，随访无特殊不适。

治疗要点：①圈套器前端金属套圈露出鞘管约2～3 mm，接触到病灶，进行电凝烧灼治疗。②要注意将病灶完整烧灼干净，但同时需避免创面太深。③如创面太宽或太深，可考虑使用钛夹封闭创面，避免迟发性穿孔。

点评：结肠较小的扁平增生性息肉，在无APC治疗条件的医院可使用圈套器电凝治疗。

（费润欢）

4.食管早癌射频消融术

病例5：食管早癌射频消融术

简要病史：患者，男，61岁，因"体检发现早期食管癌"入院。

辅助检查：食管距门齿25～32 cm处见斑片状黏膜发红，表面略显粗糙，无明显结节感，累及约1/2～2/3周，质软，管腔弧度佳。内镜窄带成像术(narrow band imaging, NBI)显示病变呈茶色，NBI放大观察食管上皮乳头内血管环(intra-epithelial papillary loops,IPCL)不规则扩张、延长、弯曲，以B1型为主，未见B2型血管，卢戈液染色呈花斑样改变，散在淡染及不染区（图1-3-5a~c）。

治疗方式：食管早癌射频消融术（图1-3-5d~h）。

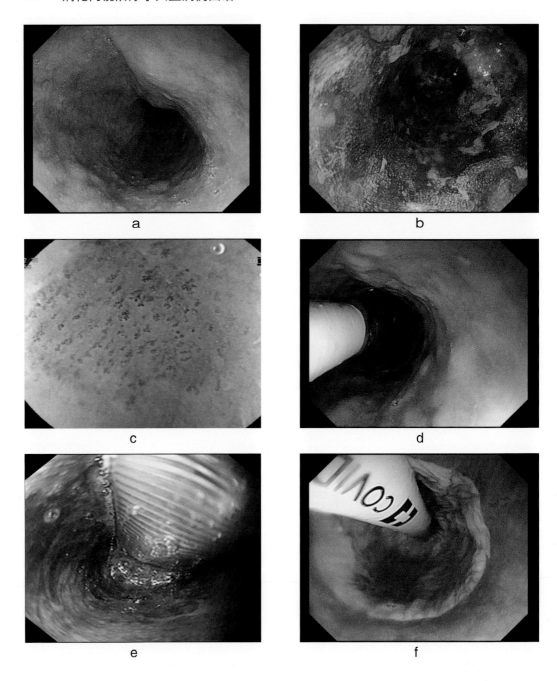

a

b

c

d

e

f

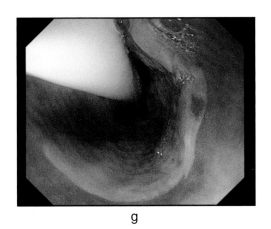
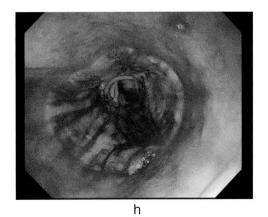

g   h

a、b.食管黏膜斑片状发红粗糙，碘染后呈花斑样改变；c.NBI模式下观察IPCL以B1为主；d.将球囊式消融导管固定于食管腔内；e.启动射频能量消融病灶；f～h.射频治疗后病灶发白。

图1-3-5 食管早癌射频消融术

术后情况：术后禁食、水48小时后进食流质饮食，常规行抑酸、补液、保护胃黏膜等治疗。1个月后随访，胃镜：食管可见多发白色瘢痕样改变，血管纹理消失欠清，未见明显发红、糜烂，予卢戈液染色未见明显不染区（图1-3-6）。

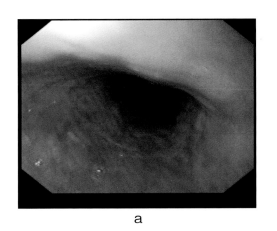
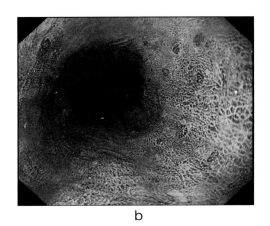

a   b

a、b.食管可见白色瘢痕、卢戈液染色未见明显不染区。

图1-3-6 术后1个月随访

治疗要点：治疗过程包括记录消融位置、测量食管内径、置入消融导管进行消融等步骤，对于累及部位较长的病灶，可从口侧向肛侧进行多次消融，具体方法：首先将消融导管置于病灶口侧开始第一次消融，然后在内镜直视下向肛侧调整消融导管进行第二次消融，第一次消融的肛侧和第二次消融的口侧要重叠，从而保证病灶不遗漏。

　　点评：射频消融术 (radiofrequency ablation, RFA)是利用消融导管发射电磁波，将能量以热能方式传导至病灶黏膜，使病灶黏膜组织发生变性、坏死，在多发、累及部位较长或食管环周的早期食管癌及其癌前病变的治疗中具有一定的优势，也可用于食管囊肿、Barrett食管等病变的治疗。初步研究结果显示，RFA可用于Ⅱb型病变，也可用于治疗前活检证实为食管鳞状上皮细胞中度异型增生和 (或) 重度异型增生及局限于M2层的中 – 高分化鳞癌。符合条件的早期食管鳞癌及其癌前病变在RFA术后12个月完全缓解率可达97%，但长期疗效需进一步验证。该患者病变部位较广泛且病变程度较轻（低–高级别上皮内瘤变），故选择RFA治疗。

（费润欢）

第四节　非静脉曲张出血止血术

病例1：胃Dieulafoy病内镜前端吻合夹止血术

简要病史：男，87岁，以"间断呕血1天"入院，患者入院时一般情况差，处于休克状态，CT等影像检查及凝血功能未见特殊。入院后在抗休克的情况下行急诊内镜检查。

辅助检查：胃镜检查见胃体上段后壁红色血痂覆着，有明显搏动感，周边黏膜稍微肿胀，病灶中央轻度凹陷，考虑胃Dieulafoy病（图1-4-1a）。

治疗方式：内镜下吻合夹(over the scope clip,OTSC)止血术（图1-4-1b）。

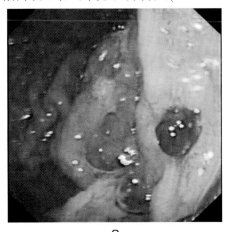 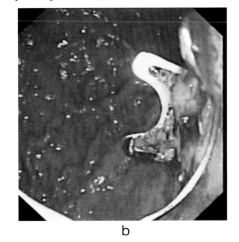

a　　　　　　　　　　　b

a.胃体上段后壁见红色血痂，有搏动感；b.OTSC夹闭血痂覆盖处病灶，无菌水反复冲洗，未见活动性出血。

图1-4-1　OTSC止血术

术后情况：术后患者血压稳定，未再出现呕血和黑便，24小时后进食，1周后出院。3个月后电话随访，患者正常饮食，无特殊不适。

治疗要点：充分吸引，将病灶周边组织全部吸入透明帽内再释放，才能完整夹闭可能的出血灶。

点评：Dieulafoy病(又称杜氏病)是一种胃黏膜下恒径动脉畸形引起的出血，畸形的动脉直径通常为1~3 mm，80%以上的Dieulafoy病发生于食管胃连接处6 cm之内的胃部，通常是在小弯侧，可能是由于这个区域的血液供应直接来源于胃左动脉，因而会出现这样粗管径的黏膜下动脉畸形，其出血迅猛，可短时间引起休克。内镜下治疗的方式较多，如钛夹夹闭、局部硬化剂注射等，本例因为患者高龄，一般情况差，而且镜下观察到病灶处搏动感明显，考虑再出血的风险大，遂采用OTSC止血治疗。该装置咬合牢靠，操作简便，类似于套扎器，耗时少，临床效果好。需要注意的是因为其夹闭范围大，在过度吸引的情况下有损伤腔外相邻脏器（如小肠、输尿管等）的风险。

（陈磊　杨梅）

病例2：直肠出血内镜下注射+电凝止血术

简要病史：患者，男，65岁，因"肛门坠胀伴间断腹泻2月余"入院。既往曾行"冠状动脉支架置入术"，术后口服硫酸氢氯吡格雷片。2020年1月行腹腔镜直肠癌根治术。术后肛门恢复排气，但未排便。第6天解血便4次，为新鲜血凝块，量共约500 g。血红蛋白自122 g/L降至94 g/L。

辅助检查：肠镜检查发现吻合口及肛门间肠段大量新鲜血迹及血凝块，吻合口上方肠管内可见少许血迹，吻合口愈合良好，未见明显出血征象。肛门口12点方向齿状线上方2 cm处可见活动性出血（图1-4-2a~b）。

治疗方式：内镜下注射+电凝止血术（图1-4-2c~f）。

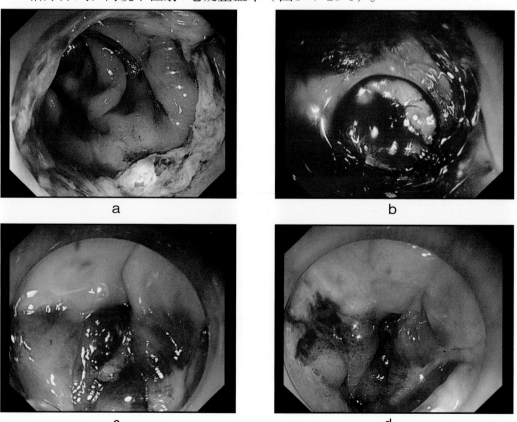

a

b

c

d

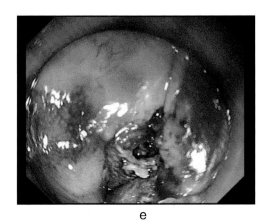
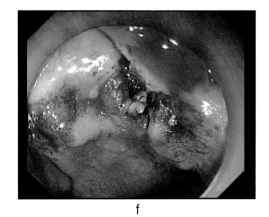

e　　　　　　　　　　　　　　　f

a.探查吻合口肉芽组织形成，未见活动性出血；b.肛缘见鲜红色血性液体，视野不清，透明帽辅助发现12点方向活动性出血；c、d.出血点处注射1∶20 000肾上腺素盐水5 mL，黏膜发白，活动性出血停止；e、f.充分电凝，观察20分钟未见活动性出血。

图1-4-2　直肠出血内镜下注射+电凝止血术

术后情况：术后1周排成形黄色软便，遂出院。

治疗要点：①注射使用1∶20 000肾上腺素盐水。②在出血部位及血管周围多点注射，每点0.5~1.0 mL，直至出血减少，视野清晰。③可追加热凝钳充分柔和电凝止血，直至出血停止。

点评：消化道出血常见原因包括消化道良恶性溃疡、食管胃底静脉曲张、血管畸形等。内镜下止血技术包括：①局部喷洒去甲肾上腺素盐水、多聚糖止血粉、血凝酶等。②注射肾上腺素盐水、硬化剂、组织胶等。③热凝止血：APC、电凝钳、微波等。④机械止血法：针对血管活动性出血，主要采用金属夹夹闭止血。本例患者术后6天直肠近肛缘发现活动性出血，因空间狭小，出血点难以确切显示，遂于出血部位注射肾上腺素盐水获得良好视野，辅以热凝钳钳夹电凝止血，效果良好。

（冯晓峰）

第五节　内镜下置管术

病例1：空肠营养管安置术

简要病史：患者，男，52岁，因"上腹痛2天"入院。

辅助检查：腹部CT提示急性重症胰腺炎，拟行空肠营养管安置术。

治疗方式：胃镜引导下空肠营养管安置术（图1-5-1）。

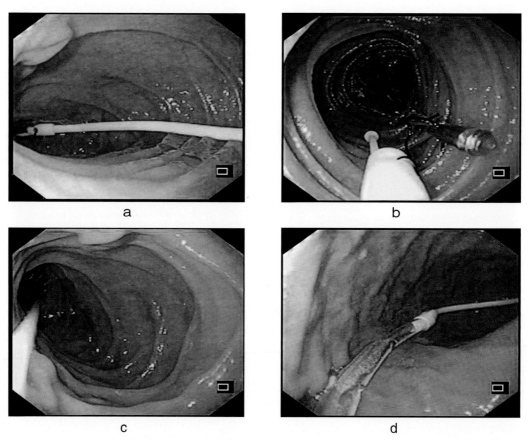

a.使用钛夹夹住营养管头端棉线送至空肠上端；b.使用钛夹将棉线固定于空肠肠壁；c.缓慢将胃镜轻柔的退至胃腔；d.调整并确定空肠营养管到合适的位置后缓慢退镜。

图1-5-1　空肠营养管安置术

术后情况：患者腹痛症状减轻，经空肠营养管进行肠内营养。

治疗要点：患者取常规胃镜检查体位。将空肠营养管前端系棉线，用石蜡油润滑管道，再经鼻缓慢插入胃腔，然后插入胃镜，将活检钳或者钛夹沿活检孔道送至胃腔，夹住空肠营养管头端棉线，缓慢推送至屈氏韧带以下，松开活检钳，使用钛夹将棉线固定于空肠肠壁。最后将胃镜缓慢轻柔的退至胃腔，调整并确定空肠营养管到合适的位置，向胃管内注入少量生理盐水润滑后再将导丝缓慢拔出，切记动作一定要轻柔，并适当用力保持空肠营养管的插入深度不变，避免空肠营养管脱出，导丝拔出后使用胶布妥善固定。

　　点评：①内镜下置管术优点在于可以在直视下观察，以确保空肠营养管送至合适的位置。②可使用钛夹固定营养管前端于空肠肠壁，避免营养管脱落。

（费润欢）

第六节   造瘘术

病例1：经皮内镜胃造瘘术

简要病史：患者，男，52岁，因"四肢活动受限伴饮水呛咳12月余"入院。体重 40 kg，身高 157 cm，BMI 16.22 kg/m^2。诊断考虑"小脑出血后吞咽障碍"。

辅助检查：肝功示白蛋白20 g/L，前白蛋白105 mg/L。

治疗方式：经皮内镜胃造瘘术（图1-6-1）。

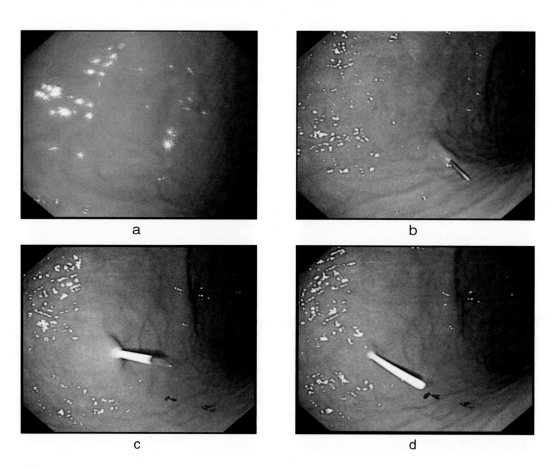

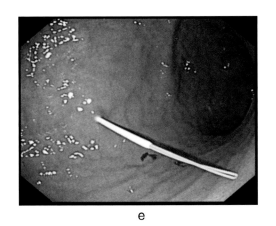
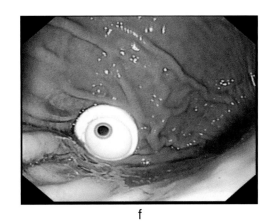

e   f

a.确定穿刺部位；b、c.专用套管针垂直刺入胃内；d.拔出针芯；e.置入环形导丝；f.成功置入导管。

图1-6-1 经皮内镜胃造瘘术

术后情况：术后24 h经造瘘口给予营养液。从少许等渗葡萄糖盐水开始，2～3 d后逐渐增加肠内营养的质和量。1周后患者体重增加，营养状况改善。

治疗要点：①确定穿刺部位：关闭室内灯光，借助内镜光源在腹壁上投影，充分充气使胃腔扩张，助手选择光源清晰、血管较少的区域作为造瘘的穿刺点。穿刺点一般为胃前壁中下部近胃角处。②穿刺：切开皮肤0.5 cm，套管穿刺针刺入胃腔，拔出针芯，沿套管插入环形导丝至胃腔，在胃镜直视下用圈套器将导丝套紧，连同胃镜一并拔出。③置管：将造瘘管尾状扩张导管与环形导丝套牢，腹壁环形导丝轻轻提拉使造瘘管送入胃腔，使造瘘管蘑菇头与胃前壁紧贴。④外固定：固定造瘘管于腹壁，注意松紧度适宜，剪除造瘘管末端，接上"Y"型接头。

点评：经皮内镜下胃造瘘术(Percutaneous Endoscopic Gastrostomy，PEG)是一种有效的肠内营养方法，可应用于由于各种原因造成的无法经口进食、消化道功能正常，需长期营养支持的患者。禁忌证包括：①严重心肺疾病。②精神失常不能合作者。③食管、胃十二指肠穿孔。④急性重症咽喉部疾病内镜不能插入者。⑤腐蚀性食管损伤的急性期。⑥肝脏肿大，覆盖胃腔前壁。⑦胃前壁大面积病变或穿刺部位有肿瘤者。⑧各种原因引起的食管贲门狭窄，内镜不能插入者。⑨食管静脉曲张患者。⑩胃前壁与腹壁不能贴近者。⑪估计生存时间较短的患者。PEG方法包括Pull法、Push法和Introducer法，其中Pull法应用最广泛。本例患者长期无法自主进食，采用Pull法，术后营养状况显著改善，治疗效果好。

（何金龙）

病例2：经皮内镜空肠造瘘术

简要病史：患者，女，67岁，因"胆肠吻合术后1月余，腹胀伴恶心、呕吐20天"入院，诊断为"胰头癌并腹腔多发转移"。

辅助检查：肝功示白蛋白21 g/L，前白蛋白120 mg/L；腹部MRI示胆胰管梗阻，胆总管下段结节状占位，提示肿瘤性病变，胰腺癌可能，十二指肠乳头癌、胆管癌待排查。病理提示纤维脂肪组织中见腺癌浸润，考虑胰腺来源。

治疗方式：经皮内镜空肠造瘘术（图1-6-2）。

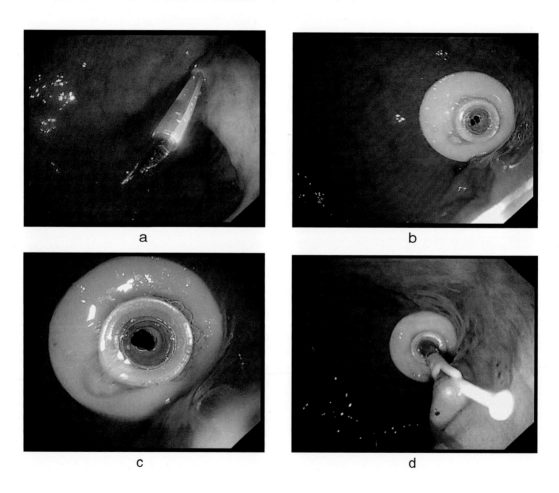

a

b

c

d

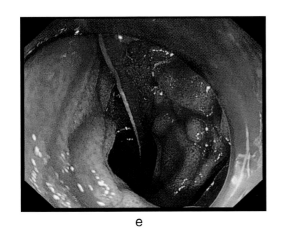
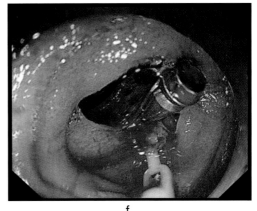

e   f

a.专用套管针垂直刺入胃内；b、c.PEG成功；d、e.沿造瘘管置入空肠营养管；f.钛夹固定营养管于空肠。

图1-6-2 经皮内镜空肠造瘘术

术后情况：术后24 h经空肠营养管给予营养液。从少许等渗葡萄糖盐水开始，2～3 d后逐渐增加肠内营养。2周后患者体重增加，营养状况改善。

治疗要点：①先行PEG，要点同上。②经PEG通道插入标准导丝进胃腔内，胃镜下夹持标准导丝头端逐渐送入小肠。术中要避免导丝在腔内打折，影响小肠营养管的插入。③通过PEG造瘘口沿导丝将空肠营养管送入小肠，可使用钛夹固定营养管于肠壁。④外固定小肠造瘘管。

点评：经皮内镜空肠造瘘术(Percutaneous Endoscopic Jejunostomy，PEJ)即在原胃造瘘管上再附加一空肠营养管，用内镜将空肠营养管送入空肠。PEG适用于胃动力无异常，肠内营养制剂可直接注入胃内的患者。若患者存在不同程度的胃潴留，则需在PEG的基础上加行PEJ，这样既能通过胃造瘘管进行胃肠减压，又可通过小肠造瘘管进行肠内营养。

（何金龙）

第七节　内镜下抗反流术

病例1：难治性胃食管反流病抗反流黏膜切除术

简要病史：患者，男，60岁，因"反酸、胸骨后烧灼感1年余"入院。

辅助检查：食管高分辨率测压显示食管蠕动弱伴部分蠕动缺失，食管下括约肌压力低（压力值为5.5 mmHg）。24 h食管pH和阻抗监测结果可见异常反流，包括酸反流和弱酸反流，Demeester评分为22.45分。胃镜显示反流性食管炎（LA-B级）、慢性胃炎（图1-7-1a）。贲门病理活检为慢性非萎缩性胃炎。Gerd Q评分为13分。

治疗方式：难治性胃食管反流病抗反流黏膜切除术（图1-7-1b~f）。

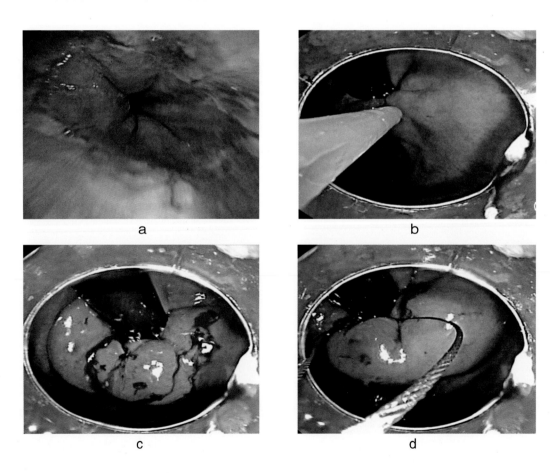

a

b

c

d

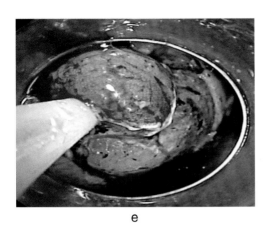
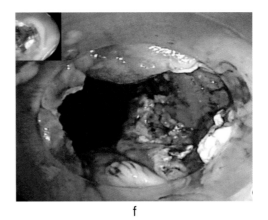

e   f

　　a.食管下段齿状线不规则伴纵行糜烂，触之易出血，贲门口松弛；b、c.在贲门周围进行黏膜下注射；d、e.使用圈套器分片切除贲门周围3/4周黏膜；f.术后创面。

图1-7-1　难治性胃食管反流病ARMS术

　　术后情况：术后3个月复查胃镜：食管中下段黏膜正常，齿状线清晰，无糜烂，可见白色瘢痕。与术前内镜相比，贲门口较前缩紧，贲门口附近的黏膜炎症明显减轻（图1-7-2）。症状得到了有效控制，反酸及胃灼热感均明显好转。食管高分辨率测压结果为食管下括约肌压力正常（压力值为6.9 mmHg），食管体部蠕动无明显异常。24 h食管pH监测结果为：少许反流，反流事件总数较前明显减少，Demeester评分为11.45分，Gerd Q评分为6分。

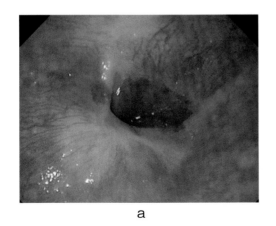
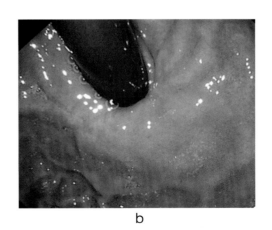

a   b

　　a.齿状线上方可见瘢痕样改变，齿状线清晰，无糜烂；b.倒镜观察见贲门口缩紧。

图1-7-2　ARMS术后3个月随访情况

　　治疗要点：①黏膜切除部位建议选择小弯侧，原因在于小弯侧较大弯侧坡度偏小，可正镜行推进式剥离，便于操作。②切除贲门部及小弯侧1/2～3/4周黏膜，不宜过小，以达到预期的治疗效果。③保留大弯侧1/4～1/2周黏膜，因为剥离范围≥3/4环周的患者术后90%会有不同程度的管腔狭窄，而剥离范围在1/2～3/4环周的患者狭窄发生率低，即使发生其程度也较轻，球囊扩张可取得良好效果，因此，应至少保留1/4周以上黏膜，避免术后发生严重的狭窄。④若术中发生出血，应以热活检钳充分止血，全面电凝处理创面，以降低迟发性出血发生风险。

点评：难治性胃食管反流病指双倍剂量的PPI治疗8～12周后胃灼热和(或)反流等症状无明显改善的疾病。其治疗的主要方法包括生活方式的调整、药物、内镜下治疗和外科手术。其中内镜下治疗是介于药物治疗和外科手术治疗之间的一种非常简便、微创的抗反流治疗方式，包括抗反流射频治疗、抗反流黏膜套扎术、抗反流黏膜切除术（anti-reflux mucosectomy，ARMS)、内镜下注射和内镜下折叠。ARMS治疗方式包括内镜黏膜下剥离术(endoscopic submncosal dissection,ESD)及内镜下黏膜切除术(endoscopic mucosal resction,EMR)。ESD法应用电刀于标记点外侧环形切开，逐步剥离黏膜下层，至贲门部及小弯侧1/2～3/4周黏膜完全剥离，保留大弯侧1/4～1/2周黏膜，剥离长度为3 cm（食管侧1 cm、胃侧2 cm），呈新月形。EMR法内镜前端置透明帽，经钳道伸入圈套器，高频电圈套切除，达上述范围。本例采用ARMS EMR法，通过瘢痕组织增生和收缩使胃食管阀瓣重建，增加食管局部压力，从而达到减少反流的目的，可明显改善反酸和胃灼热症状。

（何金龙）

病例2：难治性胃食管反流病内镜下射频消融治疗

简要病史：患者，女，65岁，因"反酸、胃灼热2年余"入院。

辅助检查：食管高分辨率测压显示食管蠕动减弱，食管下括约肌压力低（压力值为6.3 mmHg）。24 h食管pH和阻抗监测结果可见异常反流，包括酸反流和弱酸反流，以弱酸反流为主，Demeester评分为19.32分。胃镜显示反流性食管炎（LA-B级）。Gerd Q评分为12分。

治疗方式：难治性胃食管反流病内镜下射频消融治疗，术中所见如图1-7-3所示。

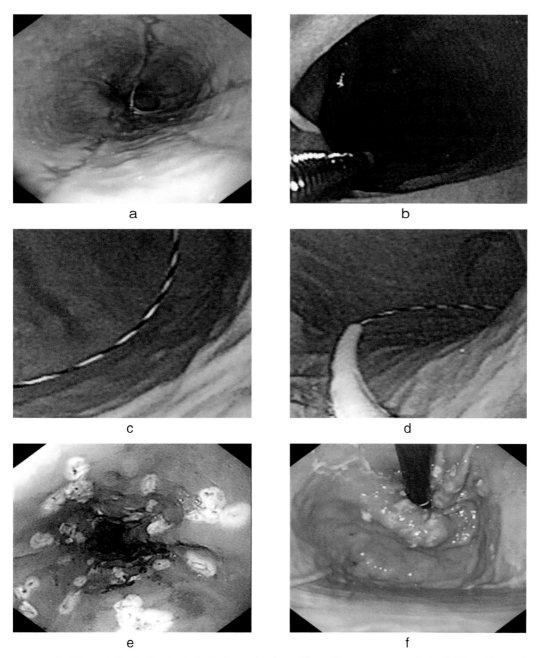

a.食管下段齿状线附近见多条纵行充血带及糜烂；b～d.通过胃镜活检孔道引入导丝至十二指肠，撤出胃镜，沿导丝将射频导管引入食管；e、f.食管、胃治疗后创面。

图1-7-3 难治性胃食管反流病射频消融术

术后情况：术后3个月复查胃镜示食管下段黏膜光滑，齿状线清晰，未见充血带、糜烂（图1-7-4）。症状得到了有效控制，反酸及胃灼热感均明显好转。食管高分辨率测压结果为食管下括约肌压力较术前稍增高（压力值为6.5

mmHg），食管体部蠕动无明显异常。24 h食管pH监测结果为少许弱酸反流，未见明显酸反流，Demeester评分为10.48分，Gerd Q评分为5分。

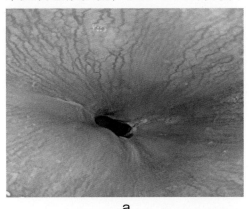
a

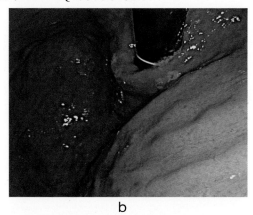
b

a.食管黏膜光滑，齿状线清晰，未见充血带、糜烂；b.贲门口开闭正常。

图1-7-4　射频消融术后3个月随访情况

治疗要点：①须内镜下准确测量齿状线距门齿距离，通过胃镜活检孔道引入导丝至十二指肠，撤出胃镜，沿导丝将射频导管引入食管。②通常分别选择齿状线上0.5 cm、齿状线、齿状线下0.5 cm，每个部位于0°、右旋45°治疗两次；之后再推入导管气囊至胃内，分别于气囊内注气25 mL及22 mL后外拉导管至适当阻力处，每个平面均于0°、右旋30°、左旋30°分别治疗3次。可于齿状线上1.5 cm、2 cm增加2个治疗平面，治疗共6～8个平面、56～72个点。③射频针刺入深度应适中，靶点为食管固有肌层，较浅达不到治疗效果，较深易发生胸痛甚至穿孔等并发症。④治疗过程中组织电阻应不超过1000 Ω，肌层温度应为80～90 ℃，黏膜表面温度不超过50 ℃。黏膜表面可通过预冷水冲系统进行冷却保护，如温度或电阻超过正常范围，则自动停止治疗。

点评：难治性胃食管反流病指双倍剂量的PPI治疗8～12周后胃灼热和(或)反流等症状无明显改善的疾病。其治疗的主要方法包括生活方式的调整、药物治疗、内镜下治疗和外科手术治疗。其中内镜下治疗是介于药物治疗和外科手术治疗之间的一种非常简便、微创的抗反流治疗方式，包括抗反流射频治疗、抗反流黏膜套扎术、抗反流黏膜切除术、内镜下注射和内镜下折叠。本例采用内镜下射频治疗的方法，该方法适用于对PPI治疗有反应但不愿用药、不能耐受长期用药或不愿进行手术治疗的患者，利用射频电流造成胃食管连接处及贲门固有肌层局部的热损伤从而达到肌层"纤维化"的目的，既增加了食管下括约肌厚度及压力，又通过射频破坏某种神经组织，减少了一过性食管下括约肌松弛发生的次数。患者反酸、胃灼热症状得到显著改善。

（吉清）

第二章 静脉曲张相关治疗

第一节 套扎

病例：食管静脉曲张套扎治疗

简要病史：患者，男，50岁，因"发现HBsAg阳性5年余，反复呕血、黑便1年余，再发8天"入院。

辅助检查：胃镜检查发现食管中下段4条迂曲静脉曲张，局部呈结节样、瘤样，最大直径约10 mm，几乎充满整个管腔，下段可见散在交通支，红色征阳性，并可见血泡，散在瘢痕（图2-1-1a~b）。内镜诊断：食管重度静脉曲张（Lemi D1.0，Rf1）。

治疗方式：内镜下食管曲张静脉套扎术（图2-1-1c~d）。

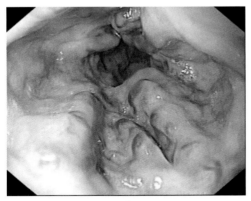

a

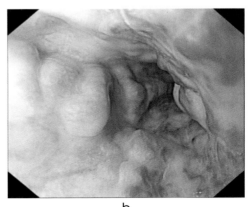

b

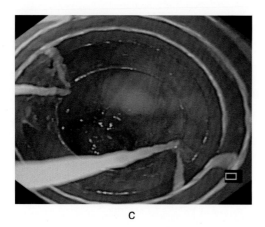
c

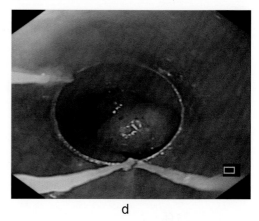
d

a、b.食管中段下段曲张静脉；c.内镜下密集套扎；d.食管曲张静脉套扎后改变。

图2-1-1　食管静脉曲张套扎术

术后情况：患者术后感胸骨后隐痛，可耐受，无恶心、呕吐，无畏寒、发热，术后第2天明显缓解，开始进食流食，术后第7天出院。

治疗要点：①先行胃镜检查，了解食管静脉曲张程度，明确需要套扎的位置和顺序。②从齿状线附近依次退镜螺旋式套扎曲张静脉，每条曲张静脉尽可能套扎两个点位以上。③内镜需充分吸引，才能保证曲张血管被完全吸入套扎帽内，直至出现完全"红视"和内镜可见度消失，释放圈套。④操作时动作应轻柔，避免随意吸引。

点评：食管静脉曲张是肝硬化常见的并发症。其治疗目的主要是控制急性出血，预防首次出血和再次出血。

食管曲张静脉套扎治疗适应证：急性食管静脉曲张出血；外科手术后食管静脉曲张再发；中、重度食管静脉曲张虽无出血史，但存在出血倾向；既往有食管静脉曲张破裂出血史。必要时首次套扎间隔10~14天可行第2次套扎，直至静脉曲张消失或基本消失。术后按指南定期复查胃镜，如有复发则追加治疗。

本例患者有食管静脉曲张破裂出血史，采用内镜下食管静脉曲张套扎治疗，既可以治疗，也可以预防再出血，并且安全、有效，术后患者恢复快。

（代剑华　陈文生）

第二节　硬化术

病例：食管静脉曲张硬化术

简要病史：患者，男，75岁，因"进食坚硬食物之后出现呕血"入院，呕血量约1000 mL，鲜红色含血凝块。既往长期大量饮酒。入院诊断考虑：①酒精性肝硬化失代偿期（Child B级）；②食管胃静脉曲张破裂出血。

辅助检查：床旁彩超示肝硬化改变、脾大，血红蛋白95 g/L。

治疗方式：内镜下食管静脉曲张硬化术（图2-2-1）。

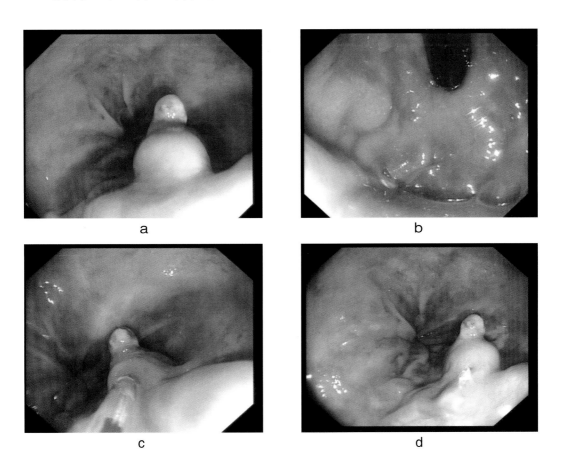

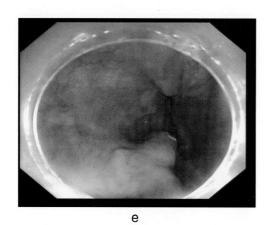
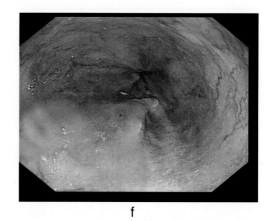

e　　　　　　　　　　　　　　　　　f

a.食管下段静脉曲张伴血栓头形成；b.胃底无明显曲张静脉；c、d.内镜下硬化剂注射；e.术后7天见瘢痕形成及硬化剂存留；f.术后3个月见静脉曲张基本消失。

图2-2-1　内镜下食管静脉曲张硬化术

术后情况：患者术后7天复查胃镜示静脉曲张明显好转，无近期出血风险，遂出院。术后3个月复查胃镜示食管静脉曲张基本消失，随访1年未再出现呕血及便血。

治疗要点：①本例病例硬化剂选用聚桂醇，并加入少量美兰呈淡蓝色显影，利于直接观察血管走行及判定硬化剂是否精准注射入血管内。②常规选择齿状线口侧3 mm以内进行静脉内注射，每点注射记录，第一次每点注射硬化剂5～10 mL为宜，总量不超过40 mL，每次注射1～4个注射点，选用可见回血注射针，将硬化剂精准地注射入曲张静脉内。③注射针进针尽量与目标血管保持30°至45°的夹角，随患者呼吸动度，术者右手及时调整注射针的进针深度，避免刺穿血管或注射针脱落出血管引起出血。④注射完毕拔针后可使用针鞘或透明帽局部压迫注射点1至2分钟，如压迫仍反复出血可选择补充注射。

点评：食管静脉曲张破裂出血是肝硬化门静脉高压大出血最常见的部位之一，多位于食管下段，出血迅猛，往往合并呕血，老年体弱者易发生误吸导致窒息。近年来随着食管胃静脉曲张急诊内镜下治疗的推广，大大提高了患者的生存率及缩短了住院时间。食管静脉曲张内镜下治疗包括硬化、套扎及APC等治疗，此例患者因为下段呈网状改变、局部瘤样变且可见血栓头故选用硬化治疗。平均进行3～4次硬化治疗，可以达到食管曲张静脉完全消失或基本消失，第一次硬化治疗后，可间隔7～10天进行一次重复治疗，直至曲张静脉消失或基本消失。此后在第1、第3、第6个月进行内镜复查，若发现新生血管可进行内镜下补充治疗。

（赵铭）

第三节 组织胶注射术

病例1：贲门胃底静脉曲张组织胶注射术

简要病史：患者，女，54岁，因"反复呕血7年余"入院。外院曾诊断"肝硬化、食管胃静脉曲张、脾大、脾亢"，曾行脾脏切除术。

辅助检查：胃镜提示食管胃静脉曲张（Lesmi，g，D1.0，Rf2）、食管裂孔疝、食管炎C级。

治疗方式：内镜下贲门胃底静脉曲张组织胶注射术（图2-3-1）。

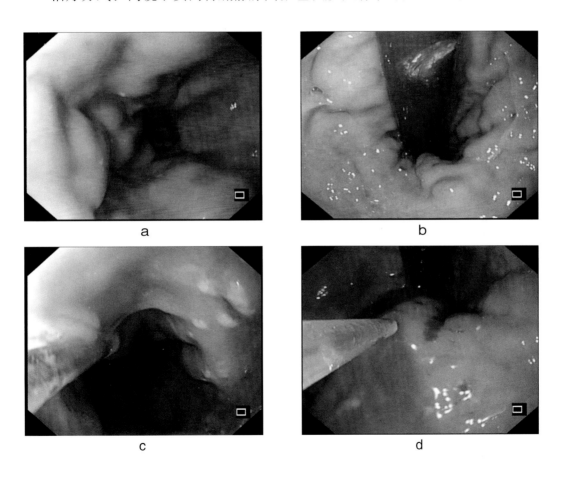

a   b

c   d

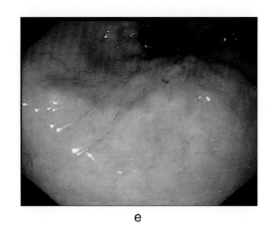
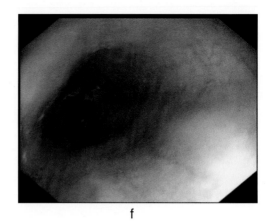

e　　　　　　　　　　　　　　　　　f

a、b贲门及胃底静脉曲张；c、d.贲门胃底静脉曲张组织胶注射；e、f.复查静脉曲张基本消失。

图2-3-1　贲门胃底静脉曲张组织胶注射术

术后情况：术后5天出院，1个月后复查见贲门胃底静脉曲张基本消失，随访1年未再呕血。

治疗要点：①尽量选用可见回血注射针，将组织胶精准地注入曲张静脉内，避免血管外注射。②注射剂量一般为每点0.5～1 mL，注射完毕使用针鞘局部压迫注射点15秒左右拔针，如压迫后仍反复出血可选择补充注射。

点评：术前需通过影像学检查评估有无脾肾分流，如存在脾肾分流可采取其他放射介入治疗。使用聚桂醇代替碘油或高糖作为组织胶注射前后的介质，可降低异位栓塞及堵针的风险。本例采用组织胶注射治疗，食管静脉曲张未进行硬化及套扎治疗，之后复查结果显示贲门胃底静脉曲张基本消失。

（赵铭）

病例2：十二指肠异位静脉曲张组织胶注射术

简要病史：患者，男，45岁，因"反复黑便12天"入院。既往长期大量饮酒。初步诊断酒精性肝硬化失代偿期。

辅助检查：胃镜提示十二指肠异位静脉曲张（Ld，D2.0，Rf1），如图2-3-2a所示。

治疗方式：内镜下十二指肠异位静脉曲张组织胶注射术（图2-3-2b~d）。

术后情况：术后5天出院，半年后见十二指肠静脉曲张基本消失，随访1年未再呕血（图2-3-2e~f）。

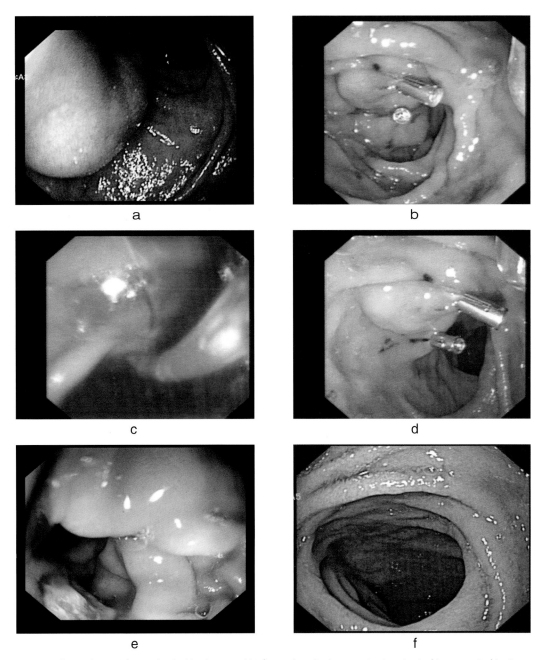

a.十二指肠降段曲张静脉；b.钛夹阻断限流；c.组织胶注射；d.注射后；e.术后1月余排胶状态；f.术后半年静脉曲张消失。

图2-3-2　十二指肠异位静脉曲张组织胶注射术

治疗要点：因为十二指肠异位曲张静脉操作难度大，必要时可选用肠镜或十二指肠镜完成操作，也可选用透明帽辅助。其余要点同贲门胃底静脉曲张组织胶注射术。

点评：十二指肠异位静脉曲张是肝硬化门静脉高压症引起的少见异位静脉

曲张，容易忽略及漏诊，因位置关系，内镜下治疗较为困难。

异位静脉曲张内镜下治疗包括套扎及组织胶治疗，此例患者因为曲张静脉直径较粗，套扎不全面易引起套扎后脱圈出血，故选择组织胶治疗，且为避免组织胶异位栓塞，采取钛夹阻断限流。因为此患者曲张静脉接近水平段，故注射时选用了十二指肠侧视镜完成注射，弥补了胃镜的不足。

（赵铭）

第四节　内痔硬化术

病例：透明帽辅助内镜下硬化术

简要病史：患者，男，73岁。因"反复便血1年，复发加重3天"就诊。既往长期饮酒。

辅助检查：肠镜检查提示内痔伴出血，余结直肠未见明显异常。

治疗方式：透明帽辅助内镜下硬化术（图2-4-1a~d）。

术后情况：患者术后2天出院，术后3个月复查肠镜未见痔疮，随访未再出现便血（图2-4-1e~f）。

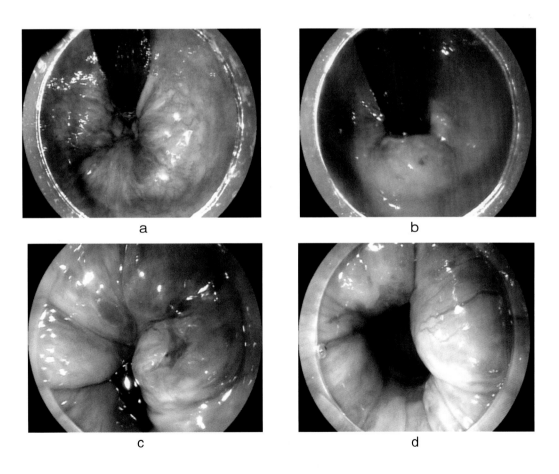

a

b

c

d

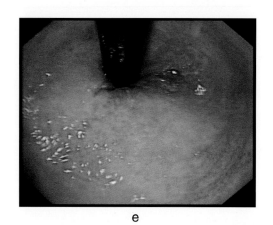
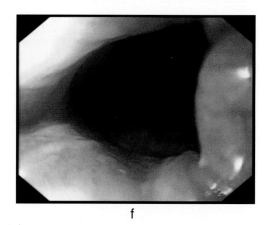

a.倒镜显示痔核；b～d.硬化剂注射；e、f.3个月后复查肠镜痔核消失。

图2-4-1　透明帽辅助内镜下硬化术

治疗要点：①硬化剂可加入少量美兰呈淡蓝色显影，一般可选用原液或泡沫硬化剂；肠镜或胃镜前端安装透明帽；充分注气暴露视野，确定痔核基底部或顶部注射点。②选用4～6 mm注射针；注射点位于齿状线及以上，直视下斜面进针。③每个注射点注射0.5～2 mL聚桂醇，注射4～6点，总量10～20 mL，边注射边退针。④注射结束后如注射点出血，予以透明帽压迫10～20秒止血。

点评：内痔伴出血是下消化道出血的常见病因，根据中华医学会消化内镜学分会2021版《中国消化内镜内痔诊疗指南及操作共识》将内痔分为四度。Ⅰ度：便血、无痔核脱出。Ⅱ度：便血、便时痔核脱出，便后可自行回纳。Ⅲ度：偶有便血、痔核脱出，需用手还纳。Ⅳ度：痔核脱出，不能还纳。因充血、水肿和血栓形成，可致肿痛、糜烂、坏死而成为内痔嵌顿。内痔硬化适应证为Ⅰ度、Ⅱ度、Ⅲ度内痔，混合痔内痔部分（尤其对出血内痔效果尤佳）。

此例患者采取聚桂醇多点注射硬化治疗，术后3个月复查肠镜示痔核基本消失，疗效显著。

（赵铭）

第三章 内镜切除术

第一节 息肉摘除术

病例1：结肠息肉圈套器息肉冷切除术

简要病史：患者，男，53岁，因"反复大便不成形2年余"入院。

辅助检查：肠镜提示距肛门65 cm处升结肠见一直径约0.6 cm息肉样隆起（图3-1-1a~b）。NBI显示以JNET Type1为主。术前凝血功能正常。

治疗方式：圈套器息肉冷切除术（图3-1-1c~f）。

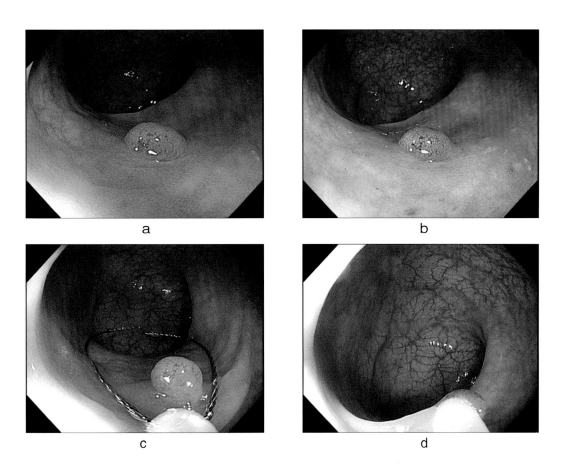

a

b

c

d

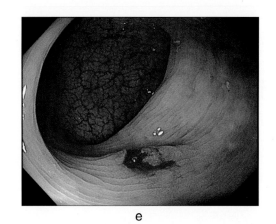
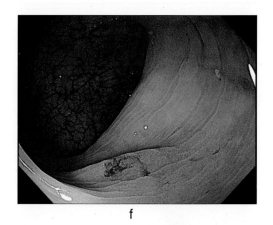

e　　　　　　　　　　　　　　　f

　　a、b.息肉病灶白光及NBI观察；c、d.圈套器冷切除；e.冷切后即刻见创面少许渗血；f.观察2分钟后出血自行停止。

图3-1-1　结肠息肉圈套器冷切除术

　　术后情况：患者术后未诉不适，当日出院。术后1周电话随访患者，无不适症状。

　　治疗要点：①测量大小，选择合适的圈套器。②将器械尖端朝下，或减小角度，伸直并展开器械外部的圈套器鞘管。③充分注气，避免过度吸引，最大限度地减少捕获黏膜下层深层，但同时需尽可能保证完整切除而不残留病变。④轻柔地在器械孔道内前后移动圈套器鞘管，缓慢收紧圈套器勒除息肉。

　　点评：对于<10 mm的结直肠小息肉切除包括活检钳的冷钳除和热切除，圈套器的冷切除和热切除。小息肉的冷切除治疗方法是安全的：结肠黏膜组织学研究表明，黏膜下层深层的血管直径更大，≥100 μm的血管明显多于浅层。因而，小息肉的冷切除治疗方法不易损伤深层的大血管，大大减少了术后迟发性出血发生的可能。并且，其对组织没有额外的热损伤，腹泻、便秘、腹痛、腹部不适等息肉切除术后综合征发生率更低。小息肉的冷切除治疗方法是有效的，与冷活检钳相比，冷圈套器可获得更高的完整切除率，并大大提高手术效率，缩短操作时间。

（费润欢　代剑华）

病例2：结肠息肉圈套器高频电凝切除术

简要病史：患者，女，70岁，因体检发现结肠息肉入院。

辅助检查：肠镜提示乙状结肠一直径约6 mm息肉，表面腺管开口呈ⅢL型，诊断为结肠息肉（图3-1-2a~b）。

治疗方式：圈套器高频电凝切除术（图3-1-2c~f）。

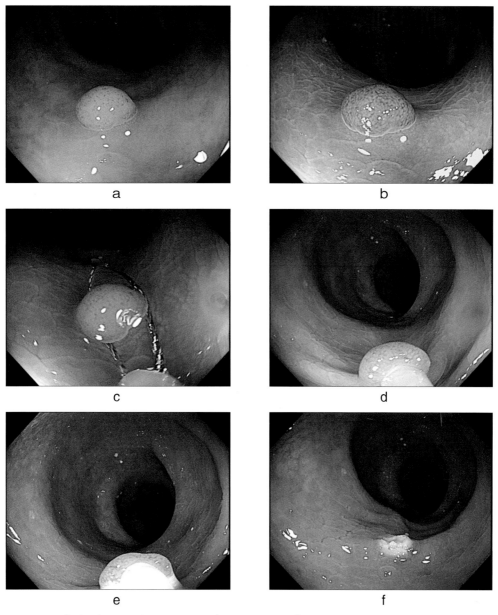

a、b.息肉病灶白光及NBI观察；c、d.圈套器收紧病灶；e.电凝切除；f.术后创面。

图3-1-2　结肠息肉圈套器高频电凝切除术

　　术后情况：患者术后禁食水1天，无特殊不适，3天后出院，6个月后复查未见残留与复发。

　　治疗要点：①切除过程中可通过旋转镜身和使用旋钮配合，将病灶置于6点钟方向以便于操作。②助手将圈套器开放至合适的大小，术者通过上推大旋钮将息肉病灶完整套入。③助手适当收紧圈套器头端，予电凝切除病灶。④助手在收紧圈套器过程中力度需适度，如将圈套器收得过紧，可能导致息肉被直接勒断导致出血，但如未完全收紧圈套器，可能导致创面较大且不整齐。如创面较大或较深，可考虑使用钛夹封闭创面。

　　点评：结肠息肉患者通常无明显症状，少数可有间断性便血或大便表面带血。对于较大息肉（通常直径大于0.5 cm）或腺瘤性息肉发现后应行内镜下切除，根据息肉大小及基底直径，可选择使用圈套器高频电凝切除或行内镜下黏膜切除术。本例患者息肉直径较小，故行圈套器高频电凝切除治疗，完整切除病灶。

（费润欢）

第二节　黏膜切除术

病例：结肠息肉黏膜切除术

简要病史：患者，女，62岁，因"体检发现结肠息肉"入院。

辅助检查：肠镜提示乙状结肠一直径约8 mm息肉，表面腺管开口呈ⅢL及Ⅳ型，诊断为结肠息肉（图3-2-1a~b）。

治疗方式：内镜下黏膜切除术（图3-2-1c~f）。

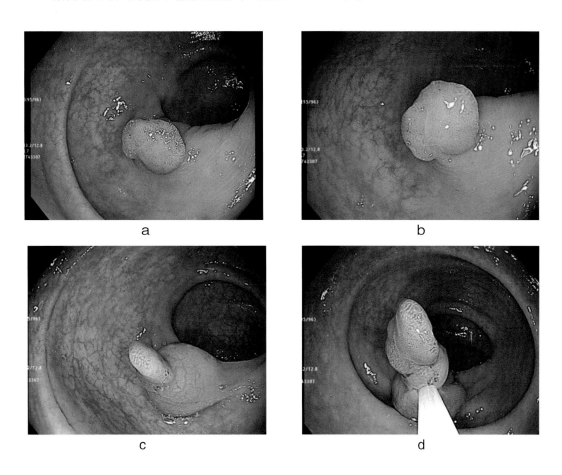

a

b

c

d

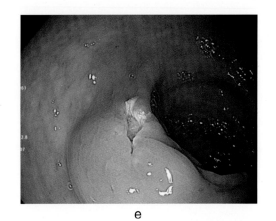
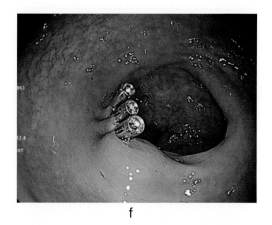

e　　　　　　　　　　　　f

a、b.病变整体；c.黏膜下注射；d.圈套器切除；e.创面；f.钛夹封闭创面。

图3-2-1　结肠息肉EMR

术后情况：患者3天后出院，6个月后复查未见残留及复发。

治疗要点：①术前注射解痉药可减少肠蠕动。②注射针应斜行45°进针，从病灶与正常黏膜交界处外行黏膜下注射，边注射边退针，直至黏膜下水垫形成。③圈套切除病灶应包括部分正常黏膜以保证切缘阴性。④创面可予金属钛夹封闭预防迟发性出血和穿孔。⑤对于不易暴露的病灶，可在内镜前端加戴透明帽辅助治疗。⑥将病灶置于6点钟方向更利于操作。

点评：结直肠息肉根据形态分为长蒂（Ip）、亚蒂（Isp）和广基（Is），患者通常无明显症状，少数可有间断性便血或大便表面带血。腺瘤性息肉与结直肠癌相关，一经发现均应切除。EMR因术中充分的黏膜下注射可以有效减少肌层的损伤，可以降低迟发性穿孔和出血的风险。本例患者采取EMR治疗，完整切除病灶，并用金属钛夹封闭创面，临床疗效好。

（杨歆）

第三节　内镜黏膜下剥离术

病例1：早期食管癌内镜黏膜下剥离术

简要病史：患者，男，65岁，因"发现食管高级别上皮内瘤变半个月"入院。

辅助检查：胃镜检查发现距门齿约30~32 cm处黏膜粗糙、发红，NBI呈茶色改变，NBI-ME观察IPCL呈B1型，复方碘染色不着色，诊断为早期食管癌（图3-3-1a~d）。

治疗方式：内镜黏膜下剥离术（图3-3-1e~j）。

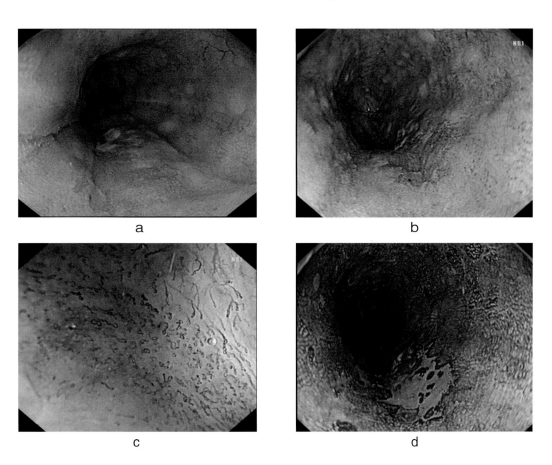

a

b

c

d

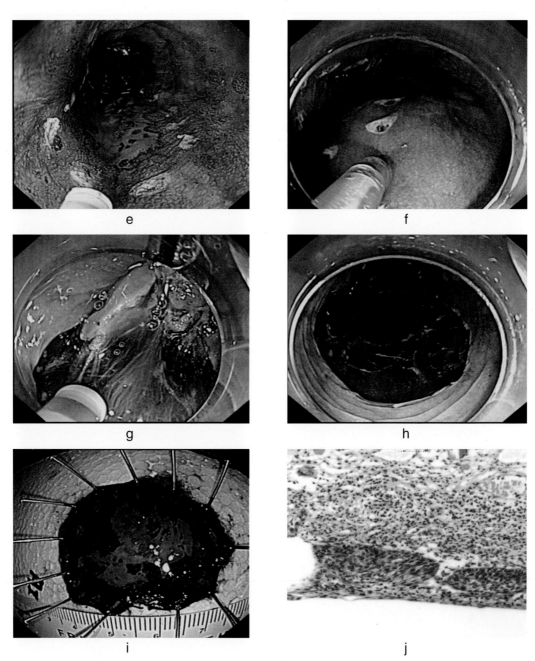

a.白光胃镜；b、c.NBI-ME；d.复方碘染；e～g.标记、黏膜下注射、剥离；h.创面；i.标本；j.病理。

图3-3-1　食管早癌ESD

术后情况：患者7天后出院，术后第1、第3、第6、第12个月随访，复查未见复发及并发症。

治疗要点：①黏膜预切开宜浅，避免损伤黏膜下血管引起出血影响视野。②环切完成后常规由口侧至肛侧剥离，必要时可使用牵引技术辅助，既能保持视野清晰，又能节约时间。③建议使用二氧化碳注气，术中避免过度注气导致胃黏膜撕裂甚至胃破裂。④若怀疑术中电凝过度造成小的肌层损伤或穿孔，可用钛夹局部夹闭。

点评：早期食管癌是指癌组织局限于食管黏膜层内，无论有无淋巴结转移。患者通常无明显症状，常因胃镜体检发现，癌表面微血管形态是诊断浸润深度的重要依据。早期食管癌的淋巴结转移风险较低。ESD能完整地切除病灶，通过标本能进行准确地病理评估。早期食管癌患者行ESD术后5年生存率可达90%以上，ESD是目前治疗早期食管癌的主要手段之一。食管ESD术后常见并发症包括出血、穿孔及狭窄，超过环周3/4的创面引起术后狭窄的概率较大，可予术后局部注射曲安奈德加口服泼尼松龙8周。本例患者早期食管癌的诊断明确，ESD术后复查未见肿瘤局部残留及复发，为治愈性切除。

（彭学）

病例2：早期胃癌内镜下黏膜剥离术

简要病史：患者，男，70岁，因"反复腹胀2个月"入院。

辅助检查：胃镜提示胃体中部大弯后壁一处直径约1.5 cm 0-Ⅱa+Ⅱc型病变，NBI观察呈茶色改变，DL（+），MV、MS不规则，诊断为早期胃癌（0-Ⅱa+Ⅱc，M，tub1），如图3-3-2a~e所示。腹部CT未见淋巴结及远处转移。

治疗方式：内镜黏膜下剥离术（图3-3-2f~j）。

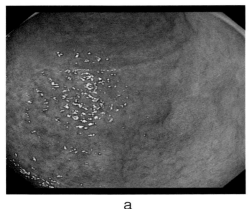

a

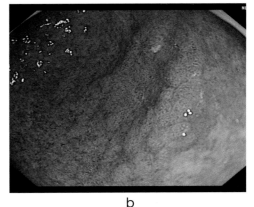

b

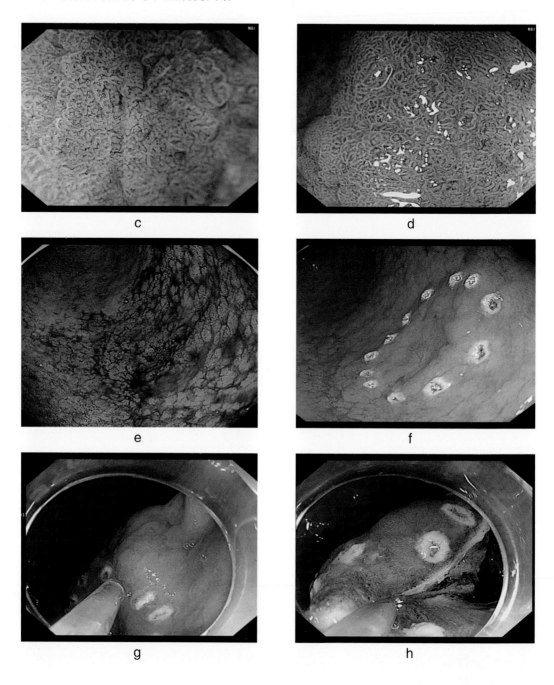

c

d

e

f

g

h

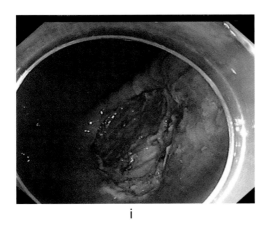
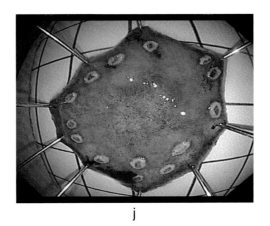

i
j

a.白光内镜下的早期胃癌；b～d.NBI-ME观察病变并确定病变边缘；e.靛胭脂染色；f～h.标记、黏膜下注射、剥离；i.创面；j.标本。

图3-3-2　胃早癌内镜黏膜下剥离术

术后情况：患者9天后出院，术后第1、第3、第6、第12个月随访，复查未见复发及并发症。

治疗要点：①病变的边界判断非常重要，需要结合NBI+ME及色素内镜仔细辨认并做好标记。②黏膜环切开之后，黏膜下层比较容易暴露，病变又处于镜身切线位，因此，只需由口侧至肛侧顺序剥离即可。③出血和穿孔是胃ESD的两大并发症。术中或术后出血通过电凝或者金属钛夹封闭基本都能得到控制，电凝处理创面裸露的血管是预防术后出血的有效方法。术中若发生小穿孔时，应减少注气，尽快完成治疗后行内镜下夹闭。若穿孔较大可先行内镜下夹闭再继续剥离。④操作过程中，若考虑有固有肌层损伤，对创面应予预防性关闭，常用的可供选择的方式有钛夹直接封闭、钛夹联合尼龙绳的荷包缝合、OTSC关闭。

点评：早期胃癌是指癌组织局限于黏膜及黏膜下层，无论有无淋巴结转移。患者一般无明显症状，在排除淋巴结和远处转移的情况下，局限于黏膜下浅层以内的早期胃癌可以行内镜下治疗。ESD是目前被推荐的治疗方式，早期胃癌病变范围的判断非常重要，尤其是未分化癌需结合染色及放大内镜观察，必要时应行四象限阴性活检，迟发性出血的风险高于消化道其余部位，创面的妥善处理是降低发生出血的关键。

本例患者诊断为局限于黏膜层以内的早期胃癌，是内镜下切除的适应证，ESD是恰当的治疗方式，术后病理证实已达治愈性切除，随访期间也未出现复发与转移，治疗效果满意。

（杨歆）

病例3：十二指肠早癌内镜黏膜下剥离术

简要病史：患者，男，72岁，因"上腹部不适2个月"入院。

辅助检查：胃镜提示十二指肠降段一处大小约1.8 cm×0.8 cm 0-Ⅱa+Ⅱc病变，边界清楚，ME-NBI观察表面微血管及微结构不规则，反复充气吸气病变柔软，诊断为十二指肠早期癌（图3-3-3a~c）。腹部增强CT未见明显异常。

治疗方式：内镜黏膜下剥离术（图3-3-3d~h）。

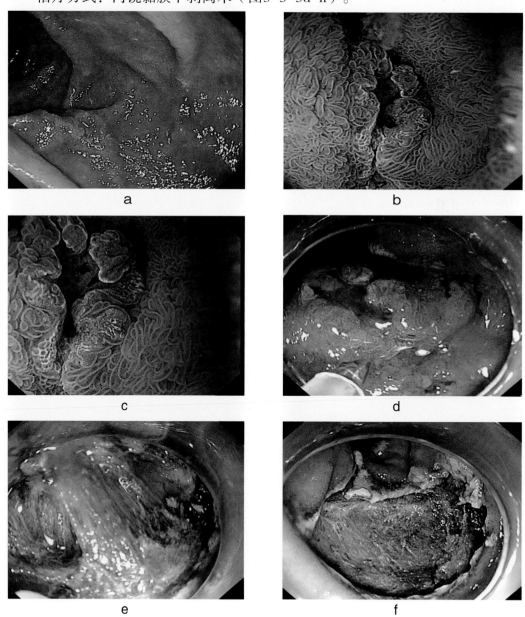

a

b

c

d

e

f

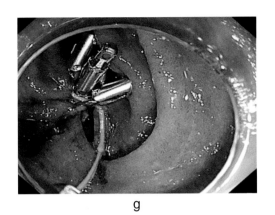
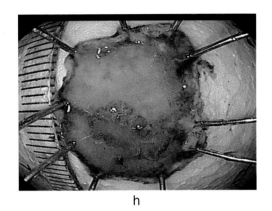

g　　　　　　　　　　　　　　　　h

a.白光内镜；b、c.NBI-ME观察病变；d、e黏膜下注射、剥离；f.创面；g.封闭创面；h.标本。

图3-3-3　十二指肠早癌ESD治疗

术后情况：患者7天后出院，术后第1、第3、第6、第12个月随访，复查未见复发及并发症。

治疗要点：①十二指肠蠕动明显，术前可以肌注东莨菪碱或者山莨菪碱，术中尽量用温水冲洗减少蠕动。②采取先环切，再剥离的方式，环切过程要快而准。③剥离过程中加用牵引技术辅助可以减少术中出血和穿孔的概率，缩短手术时间。

点评：浅表十二指肠非壶腹部上皮肿瘤临床上比较少见，患者几乎没有任何症状，往往是胃镜体检时发现，在排除淋巴结及远处转移后，可以用ESD治疗。十二指肠位置特殊且管壁较薄，内镜下治疗风险较高，术中、术后的出血、穿孔率均高于食管、胃和结肠。为了预防术后出血和穿孔，创面需要尽量关闭。常规的钛夹封闭创面容易过早脱落，OTSC封闭创面比较牢固，但价格昂贵。目前最经济、最常用的封闭方式是单钳道的荷包缝合法。本例患者术后恢复良好，无并发症发生，随访期间未见肿瘤复发及转移，临床疗效好。

（樊超强）

病例4：直肠侧向发育型肿瘤内镜黏膜下剥离术

简要病史：患者，男，59岁，因"反复下腹部不适9个月"入院。

辅助检查：肠镜提示直肠一大小约6 cm×5 cm侧向发育型肿瘤，ME-NBI观察CP分型以Ⅱ型为主，部分呈ⅢA（图3-3-4a~e）。内镜诊断为直肠侧向发育型肿瘤。

治疗方式：内镜黏膜下剥离术（图3-3-4f~j）。术后病理所见如图3-3-5所示。

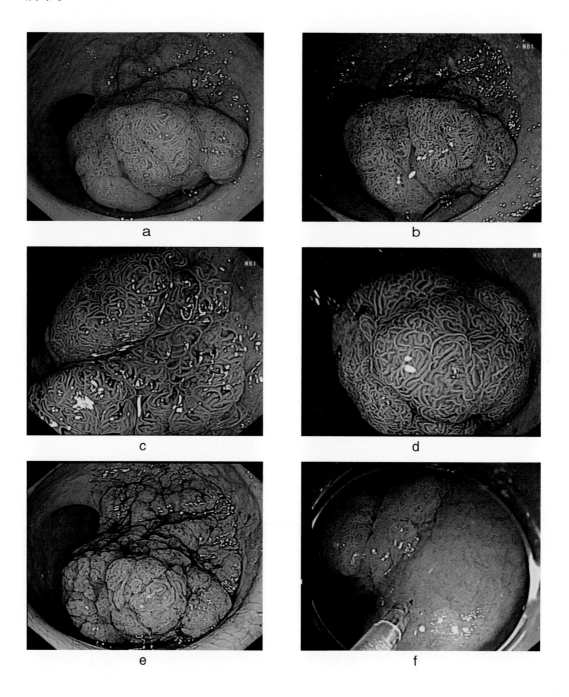

a

b

c

d

e

f

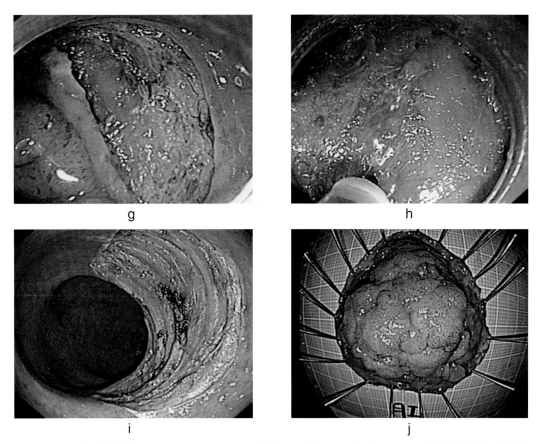

g　　　　　　　　　　　h

i　　　　　　　　　　　j

　　a、b.病变整体；c、d.ME−NBI观察；e.靛胭脂染色；f~i.内镜黏膜下剥离术；j.术后标本。

图3-3-4　直肠侧向发育型肿瘤ESD

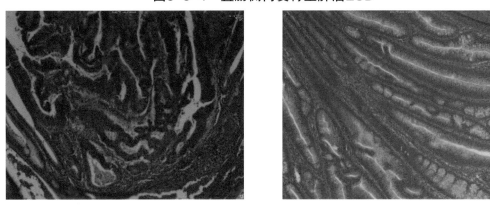

图3-3-5　内镜黏膜下剥离术术后标本病理

　　术后情况：患者5天后出院，术后第1、第3、第6、第12个月随访，复查未见复发及并发症。

　　治疗要点：①LST的边界都非常清晰，通常可省去标记步骤。②在常规环切黏膜之后，寻找重力高位由肛侧向口侧剥离。③结直肠黏膜下层脂肪组织较多，在剥离过程中可能会产生较多烟雾，需要反复抽吸烟雾保证视野。④剥离过程中要分清层次，不过度电凝肌层，术后彻底处理创面小血管是预防出血与穿孔的重要手段。⑤若怀疑对肌层电凝过度或已证实有穿孔，需封闭ESD创面。⑥整个操作过程尽量使用二氧化碳。

点评：结直肠侧向发育型肿瘤（laterally spreading tumors,LST）是指直径10毫米以上的呈侧向扩展而非垂直生长的一类表浅型病变，包括颗粒集簇样病变及非颗粒型病变，组织学类型通常为腺瘤，可伴有癌变。工藤進英将LST分为颗粒型（G）和非颗粒型（NG），颗粒型中有结节均一型和结节混合型，非颗粒型中又分为平坦隆起型和假凹陷型。研究显示假凹陷型的癌变概率最高，其次是结节混合型。在结节混合型中，结节之间的区域内镜不易观察到，因此，有可能造成内镜误判，需警惕。ESD为LST的首选治疗方式。由于肠壁较薄，可以选择刀头长度为1.5 mm的黏膜切开刀。出血和穿孔是结直肠ESD两大并发症，关闭方法有钛夹直接夹闭、钛夹联合尼龙绳关闭或者OTSC关闭。

（柏健鹰）

第四节　内镜下全层切除术

病例1：胃体间质瘤内镜下全层切除术

简要病史：患者，女，65岁，因"腹部不适半年"入院。

辅助检查：胃镜提示胃体上部前壁见一直径约3 cm隆起性病变，表面光滑，超声内镜扫查见第四层均质低回声团块影，内部无明显血流信号，考虑间质瘤可能（图3-4-1a~b）。

治疗方式：内镜下全层切除术（endoscopic full-thickness resection EFTR），治疗过程见图3-4-1c~h。

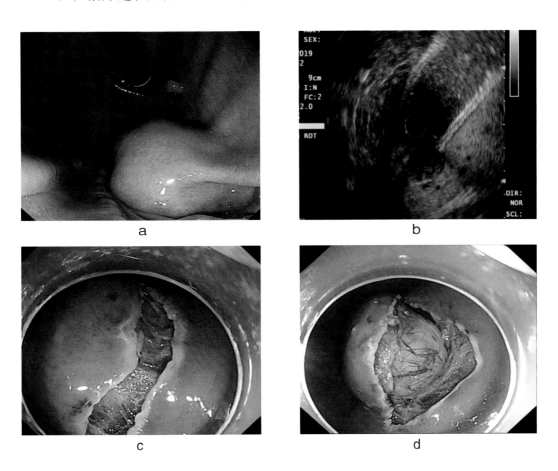

a

b

c

d

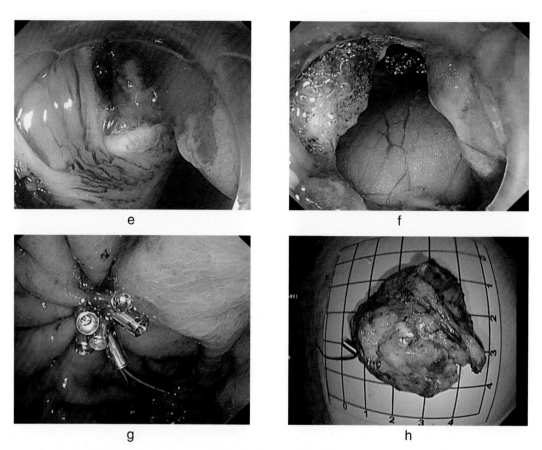

a.白光内镜显示病变；b.超声内镜；c.黏膜切开；d.逐层剥离；e.全层切开；f.EFTR术后创面；g.封闭创面；h.标本。

图3-4-1　胃体间质瘤EFTR

术后情况：术后病理提示间质瘤，危险度分级：低。患者9天后出院，于第3、第12个月随访复查胃镜，见白色瘢痕，未见溃疡及新生物。

治疗要点：①操作前应根据瘤体位置预判剥离方向，以镜身稳定且能自由到达剥离起止位置为宜，必要时可变换体位。②黏膜切开的位置应在瘤体起始部位，需要考虑黏膜下水垫对黏膜的抬举程度和切开后黏膜收缩等因素来判断切开部位。③切开刀通常选择刀头为2 mm的先端系黏膜切开刀，暴露瘤体后可更换非先端系黏膜切开刀剥离。④尽可能晚的全层切开，一旦与腔外相通，应尽量少注气和冲水，术中全程使用二氧化碳气体，减少腹腔内气体相关并发症和严重腹腔感染的概率。⑤可以选择使用辅助牵引技术使手术视野更清晰，并且能防止瘤体掉入腹腔。⑥创面封闭方法通常选择钛夹联合尼龙绳的荷包缝合法或者OTSC。

点评：根据《中国消化道黏膜下肿瘤内镜诊治专家共识（2018版）》，内镜下治疗适应证包括：①（怀疑）恶性潜能的肿瘤；②有出血、梗阻等症状；③（良性）肿瘤短时间增大或患者不能规律随访，内镜治疗意愿强烈。EFTR为黏膜下肿瘤（submucosal tumor，SMT）的内镜治疗方式。本例患者经过EFTR治疗后恢复良好，随访期间，未见肿瘤残留及复发。

理论上EFTR切除SMT不受大小的限制，但在实际工作中，为满足肿瘤治疗的原则及受内镜下标本取出通道的限制，建议直径≥3.5 cm的SMT不采用本方法切除。鉴于操作过程中多处于非直视状态下，建议将腔外瘤体翻入胃腔内直接切开浆膜面，减少腔外组织和血管损伤的概率，多使用电凝模式减少出血概率。

（于劲）

病例2：十二指肠间质瘤内镜下全层切除术

简要病史：患者，女，44岁，因"中上腹不适伴反酸胃灼热1年余"入院。

辅助检查：胃镜提示十二指肠隆起性病变，表面光滑，超声内镜扫查见第四层均质低回声团块影，直径约2 cm，内部无明显血流信号，考虑间质瘤可能（图3-4-2a~b）。

治疗方式：内镜下全层切除术，治疗过程见图3-4-2c~h。

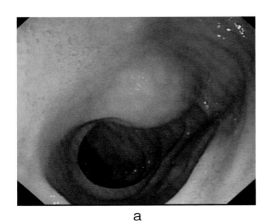
a

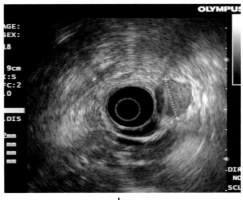
b

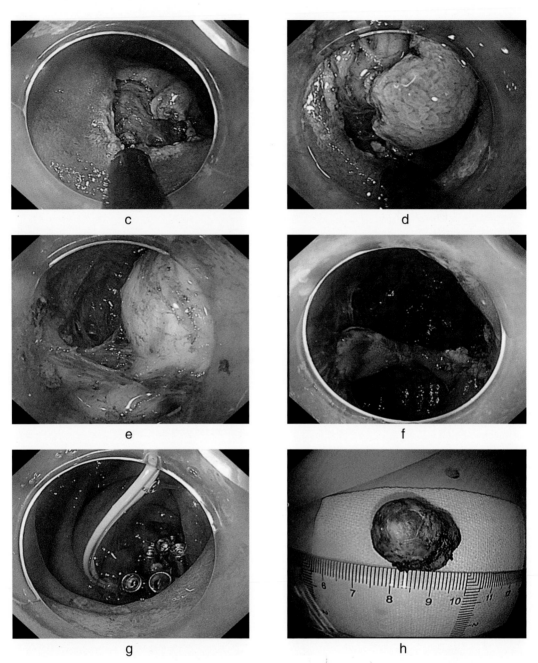

a.白光内镜；b.超声内镜；c～e.EFTR；f.术后创面；g.封闭创面；h.标本。

图3-4-2 十二指肠降段间质瘤EFTR

术后情况：术后病理提示为间质瘤，危险度分级：低。患者10天后出院，1年后复查胃镜及CT，见白色瘢痕，未见溃疡及肿瘤残留。

治疗要点：①十二指肠壁外解剖结构非常复杂，血供比较丰富，操作时需要分清层次，术中彻底止血，避免伤及壁外组织及血管。此外，黏膜下注射不宜过多，避免黏膜过度肿胀影响操作，在视野清晰的前提下，应尽量少注气，减少进入腹腔或腹膜后的气体。②术后仔细辨认创面血管，对于未损伤的壁外血管，不建议盲目处理，应彻底电凝肠壁创面的裸露血管，避免出血。③术后创面封闭通常采用钛夹联合尼龙绳的方法或者OTSC关闭。④术后胃肠减压有利于监测出血并减小肠腔压力，避免创面裂开。

点评：十二指肠间质瘤是一种少见的疾病，具有潜在恶性风险，总发生率约5%，约占十二指肠恶性肿瘤10%~30%，降段发生率最高，腹痛、消化道出血为其最常见症状。治疗上虽然首选外科切除（局部切除、肠段切除、胰十二指肠切除），但尚无统一共识意见，通常认为切缘阴性是治愈性切除，不必常规清扫淋巴结。根据《中国消化道黏膜下肿瘤内镜诊治专家共识（2018版）》，对于淋巴结转移、残留、复发风险无或者极低，内镜技术可以完整切除的病例，通常选择低危险性的间质瘤进行切除。本例患者根据术前辅助检查，考虑为低危险度的间质瘤，为内镜治疗（全层切除）的适应证，经过EFTR治疗，临床疗效较好。

（杨歆）

病例3：直肠神经内分泌肿瘤内镜下全层切除术

简要病史：患者，女，53岁，因"反复腹泻1年余"入院。

辅助检查：肠镜提示直肠距肛门5 cm处见直径约1 cm的隆起性病变，表面光滑、发红，超声扫查见第二层低回声团块影，直径约9 mm，考虑神经内分泌肿瘤（图3-4-3a~b）。

治疗方式：内镜下全层切除术，治疗过程如图3-4-3c~h所示。

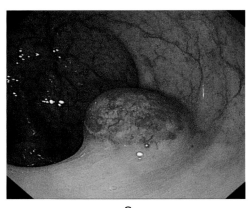

a

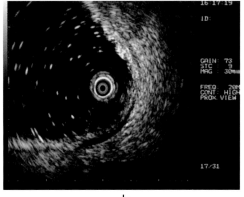

b

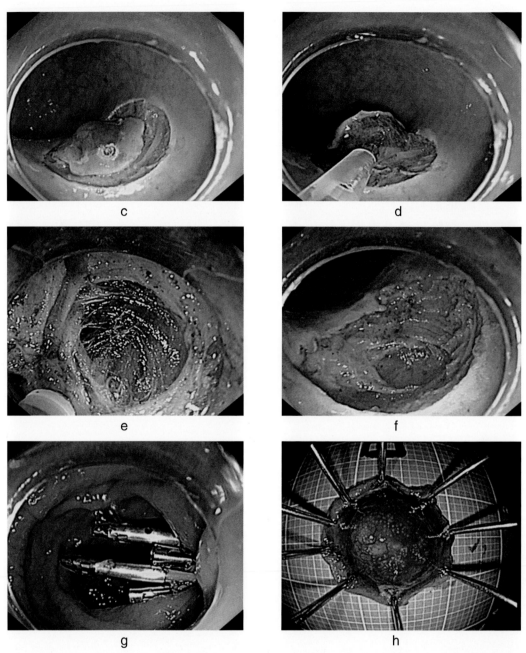

a.白光内镜；b.超声内镜；c～e.EFTR；f.术后创面；g.关闭创面；h.标本。

图3-4-3 直肠神经内分泌肿瘤EFTR

术后情况：术后病理提示神经内分泌肿瘤（G1级），水平切缘及垂直切缘阴性，患者7天后出院，术后第3、第6、第12个月复查未见肿瘤残留及复发。

治疗要点：①术中全程使用二氧化碳。首先完成黏膜环切，然后由肛侧向口侧剥离，全层切开也应从肛侧开始，切开后应减少注气和冲水并及时吸掉粪水，减少腹腔积气或皮下气肿以及粪便污染。②创面应用金属夹、金属夹联合尼龙绳或者OTSC封闭。若只用金属夹，应选择骑跨结肠袋方向夹闭创面。③腹膜返折以下的病变，术后观察大腿和臀部区域有无皮下气肿，一般无须特殊处理，二氧化碳数天后自行吸收排除，体征随即消失。

点评：直肠神经内分泌肿瘤患者一般无症状，常因体检肠镜无意中发现。内镜下通常表现为黄白色光滑的半球形隆起，也可以因黏膜充血而发红，分化较好，多为G1级。对于直径约1 cm以内的神经内分泌肿瘤，国内外指南均建议在术前评估后行内镜下完整切除，切除方法包括EMR、ESD及EFTR等。有文献报道，直肠神经内分泌肿瘤ESD术后存在垂直切缘阳性概率较高，因此选择EFTR能有效避免此种情况的发生。本例神经内分泌肿瘤患者采用EFTR的治疗方式，用钛夹直接封闭创面，治疗效果良好。

（杨歆）

第四章　隧道技术

第一节　经口内镜下肌切开术

病例1：贲门失弛缓症经口内镜下食管括约肌切开术

简要病史：患者，女，15岁，因"反复进食梗阻6年余，发现贲门失弛缓症3年"入院。

辅助检查：胃镜检查可见食管下端管腔扩张，近贲门处闭合较紧，反复尝试镜身不能通过。食道钡剂造影可见食管全程扩张，食管胃结合部狭窄，呈"鸟嘴样"改变（图4-1-1a~b）。诊断为贲门失弛缓症。

治疗方式：贲门失弛缓症经口内镜下食管括约肌切开术（图4-1-1c~h）。

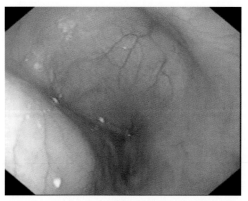
a

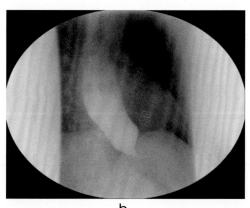
b

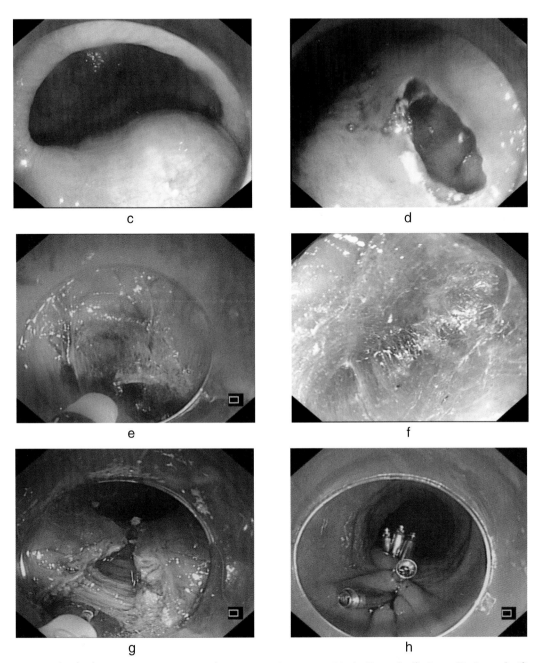

a.食管管腔扩张，下端近贲门闭合紧；b.钡剂造影见食管全程扩张，食管胃结合部狭窄呈鸟嘴征；c、d.食管狭窄处上方黏膜下注射，建立隧道口；e、f.建立黏膜下隧道；g.切开狭窄段附近环形肌；h.钛夹封闭隧道口。

图4-1-1 贲门失弛缓症经口内镜下食管括约肌切开术

术后情况：患者术后第2天开始进食流食，出院后随访1年进食顺畅，无明显梗阻感。

治疗要点：①防止感染：术前充分清洁食管，预防性使用抗生素，术中仔细检查创面，彻底止血，尽可能预防创面出血。②注意保持食管黏膜的完整：操作时尽量靠近肌层进行黏膜下层分离，分离中反复黏膜下注射，避免损伤黏膜层。③肌切开：有效、足够长度及深度的肌切开是经口内镜下肌切开术疗效的关键。④严密封闭隧道口。⑤术后如有皮下、纵隔气肿，但患者呼吸平稳，血氧饱和度>95%，可密切观察；如出现气胸，可参考气胸处理原则；术后如出现气腹，可根据患者情况，选择密切观察或腹腔穿刺放气。

　　点评：贲门失弛缓症是食管胃交界部神经肌肉功能障碍所致的功能性疾病。主要表现为吞咽困难、胸骨后疼痛、反流及体重减轻等症状。临床上可采用Eckardt评分系统对贲门失弛缓症进行诊断和分级。通过术前术后的评分也可以更简便、客观地判断治疗效果。常规的治疗方法包括：药物、内镜及外科手术治疗。贲门失弛缓症经口内镜下食管括约肌切开术创伤小，术后患者恢复快，5年症状缓解率可与外科手术相媲美，在临床中已得到广泛的应用。

（代剑华）

病例2：经口内镜下幽门肌切开术

　　简要病史：患者，男，52岁，因"胃修补术后，反复上腹胀、不适3年，加重伴呕吐3天"入院。患者3年前因胃窦溃疡伴出血，在当地医院行"胃修补术"，术后反复出现上腹胀，纳差，体重下降约12.5 kg。

　　辅助检查：胃镜检查发现胃腔内有中量食物残渣，胃窦前壁近幽门处见片状瘢痕，幽门紧闭，镜身不能通过。活检提示黏膜慢性炎（图4-1-2a）。内镜诊断：胃修补术后，幽门狭窄。

　　治疗方式：经口内镜下幽门肌切开术（图4-1-2b~f）。

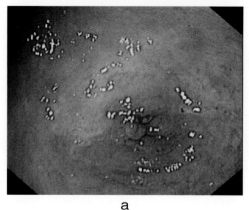
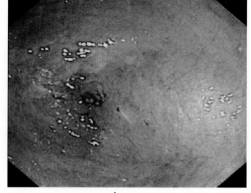

a　　　　　　　　　　　　　　b

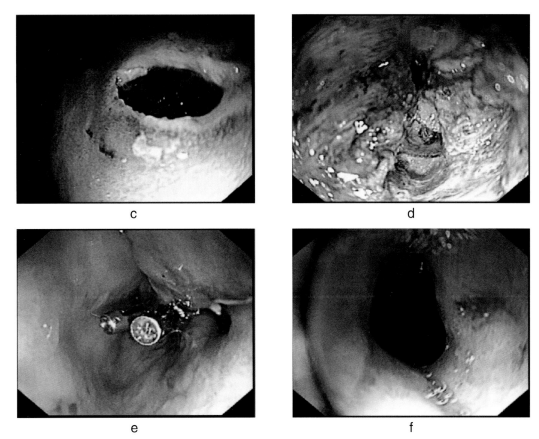

a.幽门炎性狭窄，胃窦前壁可见片状白色瘢痕；b.选择瘢痕较少的胃窦后壁行黏膜下注射；c.距离幽门5~6 cm处黏膜下注射，并建立一约2 cm大小隧道入口；d.建立黏膜下隧道，并于幽门狭窄处切开幽门括约肌，至十二指肠球部；e.钛夹封闭隧道入口；f.术后幽门口径约1.3 cm，镜身可通过。

图4-1-2 经口内镜下幽门肌切开术

术后情况：患者术后10天出院，随访18个月内未再出现上腹胀、不适、呕吐等症状，体重明显增长。

治疗要点：①注意隧道入口的选择，尽量选择在黏膜瘢痕较少的一侧开始建立隧道。②建立隧道的过程中，狭窄周围黏膜的层次因纤维组织的增生而难辨认，需仔细辨别，需尽可能保持胃腔内黏膜面的完整。③应充分切开幽门括约肌，直至十二指肠球部，并保证合适的深度。④隧道口闭合之前，应在隧道内处理创面、充分止血。

点评：对于幽门良性狭窄，可以采用微创治疗和传统治疗。传统的手术治疗创伤大，逐渐被内镜手术所取代。随着经口内镜肌切开术（peroral endoscopic myotomy，POEM）日趋成熟，Eduardo ibarguensecchia等第一次报道在胃镜下，用针刀切断幽门环肌，它能帮助患者避免腹部手术，术后恢复快，住院时间短，医疗费用低，总的医疗风险低，患者和家属更容易接受。同样的术式在糖尿病胃轻瘫及食管癌根治术后等患者中也多有报道。

（代剑华）

第二节 经黏膜下隧道内镜肿瘤切除术

病例：经黏膜下隧道内镜肿瘤切除术

简要病史：患者，男性，54岁，因"进食后咽部不适1年余"入院。

辅助检查：胃镜提示食管距门齿约29 cm处见局限性隆起，表面黏膜光滑，与周围一致。超声小探头提示来源于第四层均质低回声结构，大小约16 mm×9 mm。初步诊断：食管隆起，考虑平滑肌瘤。胸部增强CT：气管分叉处水平上方食管管壁结节状向管腔内突起，增强扫描强化不明显（图4-2-1a~c）。

治疗方式：经黏膜下隧道内镜肿瘤切除术（图4-2-1d~j）。

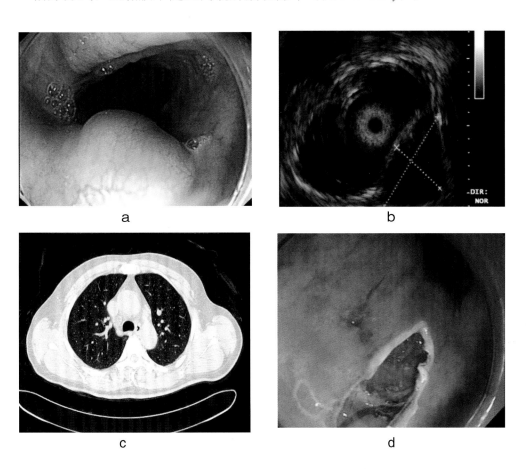

a

b

c

d

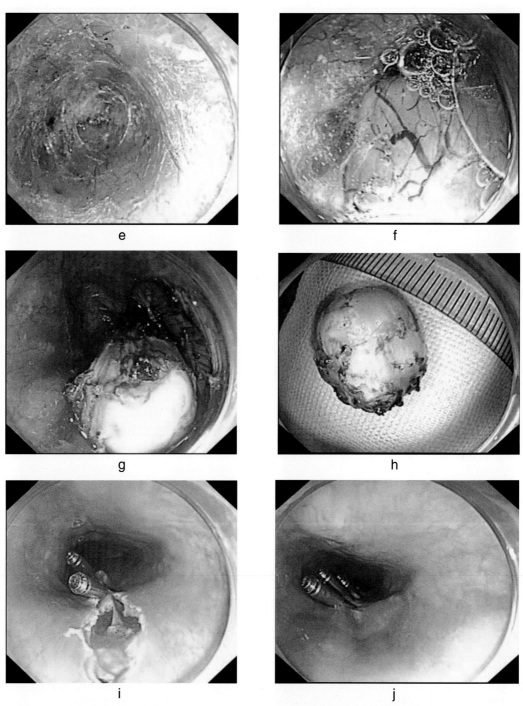

a.食管黏膜下隆起性病变；b、c.超声胃镜及胸部CT；d.肿瘤上方黏膜下注射，建立隧道口；e.建立黏膜下隧道；f、g.在隧道中完整剥离肿瘤；h.术后肿瘤标本；i、j.钛夹封闭隧道口。

图4-2-1 经黏膜下隧道内镜肿瘤切除术

术后情况：术后病理确诊食管平滑肌瘤，术后4天出院。术后3个月来院复查胃镜示食管距门齿26 cm处见瘢痕，黏膜愈合良好。

治疗要点：①准确定位肿瘤：对于不易定位的贲门部SMT，可黏膜下注射少量靛胭脂或美兰帮助定位。②保持黏膜面完整，这是保持消化道完整性的关键。隧道黏膜侧电凝止血切勿过度以免破坏黏膜面的完整。③切除过程中保持肿瘤包膜的完整性。④尽量避免损伤食管外膜或胃浆膜层。⑤需警惕肿瘤落入胸腹腔，切除过程中可将瘤体拖拽至隧道内。⑥内镜直视下钛夹完整对缝黏膜切口。

点评：经黏膜下隧道内镜肿瘤切除术（submucosal tunneling endoscopic resection，STER）一般适用于起源于固有肌层，直径<5 cm的食管及胃SMT。其治疗SMT的整块切除率达78%～100%，其既能完整切除肿瘤，又能迅速恢复消化道的完整性。其并发症主要包括气体相关并发症和胸腔积液，大部分保守治疗可痊愈。STER源自于POEM技术，其巧妙地利用了黏膜和固有肌层之间的空间建立隧道，其操作的关键是隧道的建立，对于黏膜下纤维化严重无法建立隧道者则无法行STER治疗。术中如并发气胸或气腹，可通过留置胸腔闭式引流管或麦氏点穿刺放气处理。如术后出血可通过三腔二囊管压迫止血或内镜下止血处理。如并发穿孔，早期感染轻者可通过胃肠减压、胸腔闭式引流、抗感染、营养支持等保守治疗；感染重者应及时外科手术。迟发性瘘可通过食管支架安置，胸腔闭式引流等处理。术后根据瘤体病理诊断结果规范随访。本例患者采用STER完整切除肿瘤，避免了外科手术。

（陈瑶）

第三节　食管憩室嵴切开术

病例：食管憩室嵴切开术

简要病史：患者，女性，48岁，因"反复胸骨后疼痛、嗳气6年余"入院。

辅助检查：胃镜食管距门齿约34 cm处见巨大憩室，内见食物潴留。上消化道碘水造影示食管下段见巨大囊状突起影，边缘光滑，最大截面积约为6.8 cm×3.2 cm，内见造影剂潴留。胃呈长钩型，胃角切迹低于髂嵴水平。CT示食管下段见巨大憩室，增强扫描未见异常强化（图4-3-1a~c）。

治疗方式：内镜下隧道法憩室嵴切开术（图4-3-1d~h）。

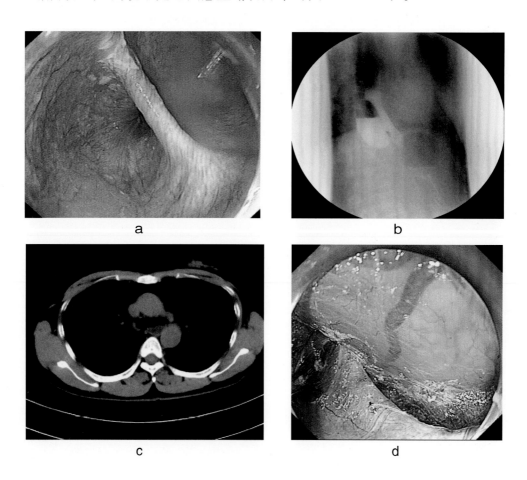

a

b

c

d

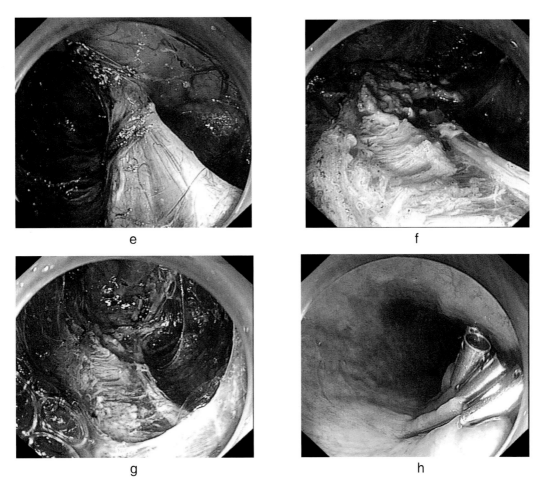

a.食管下段巨大憩室；b、c.食管钡餐检查及胸部CT检查图像；d.憩室上方黏膜下注射，建立隧道口；e~g.在隧道中切开憩室嵴；h.钛夹封闭隧道口。

图4-3-1　内镜下隧道法憩室嵴切开术

术后情况：术后禁食水48小时，于术后4天出院。

治疗要点：①食管憩室，特别是膈上憩室，常常合并有食管动力障碍，建议术前完善食管功能测定、食管测压、pH监测、食管酸廓清试验等，对决定治疗方法和疗效评判有一定帮助。②术中充分切开嵴肌层以松弛憩室口。③食管下段憩室如合并贲门失弛缓症，可一并行POEM术。

点评：食管憩室可分为咽食管憩室、食管中段憩室和膈上憩室。咽食管憩室又称为Zenker憩室，通常发生于左侧解剖学的薄弱区（缺乏肌纤维的Killian缺陷区）。食管中段憩室多是由于肺门淋巴结炎导致，通常为宽口，且其壁组成含肌层，排空力强，不易导致食物潴留。我国以食管中段憩室最为多见。膈上憩室与局部先天发育不良、贲门运动功能失调、年龄相关肌肉功能障碍有关，易导致食管排空异常，导致患者出现临床症状。食管憩室的症状与其位置、大小、开口、是否存留食物和分泌物等有关。此病的内镜下治疗基于贲门失弛缓症的POEM术。其原理是将憩室嵴的肌层切断，使憩室变浅甚至消失，减少食物潴留。内镜下操作方法基本同POEM。本例患者采用此方法取得了较好的临床效果。

（陈瑶）

第四节　经内镜黏膜下隧道剥离术

病例1：环周型早期食管癌经内镜黏膜下隧道剥离术

简要病史：患者，女，65岁，因"胸骨后疼痛，吞咽痛1年余，再发2个月"入院。

辅助检查：行ME-NBI检查提示食管距门齿21～27 cm处见黏膜发红，局部稍显不平，JES分型IPCL以B1为主，局部呈乳头状改变。病理提示食管高级别上皮内瘤变。

治疗方式：经内镜黏膜下隧道剥离术，术中所见如图4-4-1。

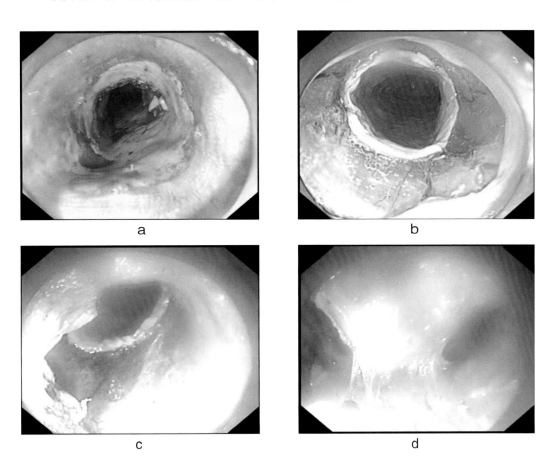

a

b

c

d

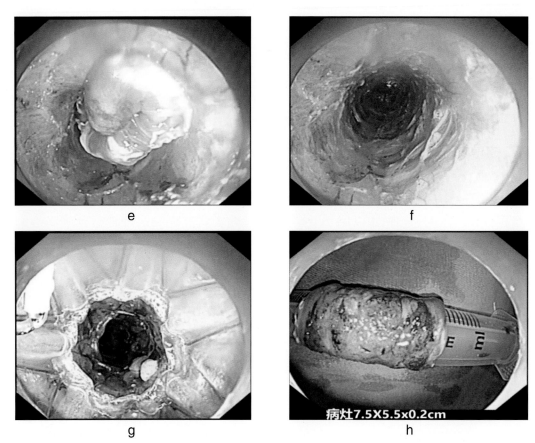

e

f

g

h

病灶7.5×5.5×0.2cm

a.卢戈液染色明确病变范围；b.先后于病灶肛侧、口侧切开黏膜层；c.自口侧至肛侧分别建立2条黏膜下隧道；d.分离隧道间黏膜相连部分；e、f.通过隧道将环周病变完整剥离；g.放置食管支架防止术后瘢痕狭窄；h.术后标本固定。

图4-4-1　环周型早期食管癌经内镜黏膜下隧道剥离术

术后情况：患者常规使用抗生素，3天后进食流质饮食无特殊不适，逐渐增加软食，1周后带食管支架出院，2个月后拔除支架，食管未见明显狭窄。

治疗要点：①首先对病灶进行卢戈液染色，明确病变范围。②然后在病灶基底部注射生理盐水+亚甲蓝+肾上腺素溶液，用黏膜切开刀先后于病灶肛侧、口侧切开黏膜层，各形成一切口。③接着继续用黏膜切开刀分离，自口侧至肛侧分别建立2条黏膜下隧道。④分离隧道间黏膜相连部分，最终通过隧道将长约10 cm的环周病变完整切除。⑤最后对创面电凝止血，再放置食管支架防止术后瘢痕狭窄。⑥在进行ESTD的治疗时，要尽量保证固有肌层的完整性。

点评：对于环周型食管癌患者术前应进行充分的评估，判断其浸润深度及淋巴结转移风险。经内镜黏膜下隧道剥离术(endoscopic submucosal tunnel dissection, ESTD) 是在消化道的黏膜层和固有肌层间建立隧道，利用消化道管壁的解剖层次，人为创造一条进镜通道，不仅能创造良好的手术视野，而且能最大限度地减少黏膜面的缺损或固有肌层的损伤，有效降低穿孔、瘘等并发症的风险。相对于ESD技术，ESTD技术有更快的剥离速率且不增加手术并发症的风险，同时针对范围较广的病灶，能够最大可能的保持剥离标本的完整。食管ESTD手术，主要适用于大于食管1/3周且符合早期食管及癌前病变内镜切除适应证的病变，根据隧道的数量可分为单隧道ESTD和双隧道ESTD。为了在建立黏膜下隧道过程中方便快捷，一般一条隧道宽度在2 cm左右，因此小于食管1/2周的病变推荐单隧道ESTD，大于1/2周的病变推荐双隧道ESTD。

（陈磊）

病例2：早期食管癌经内镜黏膜下隧道剥离术

简要病史：患者，男，75岁，因"体检发现食管早癌半个月"入院。

辅助检查：胃镜检查发现距门齿约27～32 cm处黏膜片状粗糙、发红，NBI呈茶色改变，复方碘染色不着色，诊断为早期食管癌（图4-4-2a~b）。

治疗方式：经内镜黏膜下隧道剥离术（图4-4-2c~h）。

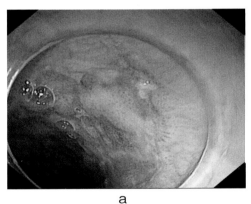
a

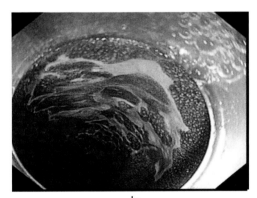
b

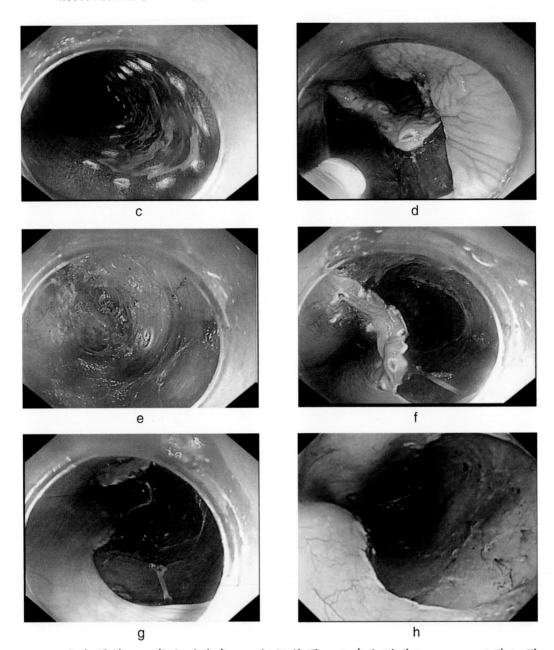

a.白光胃镜；b.复方碘染色；c.标记范围；d.建立隧道入口；e、f.进入隧道，打通隧道；g.分别切开隧道两侧；h.术后创面。

图4-4-2　食管早癌ESTD治疗

术后情况：术后病理提示高级别上皮内瘤变，切缘阴性，患者4天后出院，术后第1、第3、第6、第12个月复查未出现复发及狭窄等并发症。

治疗要点：同上。

点评：隧道技术在黏膜层病变中的应用即隧道式黏膜下剥离术（endoscopic

submucosal tunnel dissection，ESTD），主要适用于大于食管1/3周且符合食管早癌及癌前病变内镜切除适应证的病变。在胃和结直肠中，由于其腔隙不是直筒状，构建完整的黏膜下隧道十分困难，因此，ESTD在胃和结直肠中的应用目前开展较少。ESTD根据隧道的数量可分为单隧道ESTD和双隧道ESTD，为了在建立黏膜下隧道过程中方便快捷，一般一条隧道宽度在2 cm左右，因此小于食管1/2周的病变推荐单隧道ESTD，大于1/2周的病变推荐双隧道ESTD。ESTD较传统ESD技术相比，具有以下多方面的临床应用优势：①ESTD剥离速度快，手术时间大大缩短。②ESTD手术并发症少，住院费用低。③ ESTD肿瘤根治性切除率高。

（陈磊）

第五章　超声内镜相关治疗

第一节　超声内镜引导下细针穿刺抽吸术

病例：超声内镜引导下细针穿刺抽吸术

简要病史：患者，男，46岁，因"皮肤巩膜黄染10天"入院。

辅助检查：肝功能检查提示总胆红素 151.2μmol/L，直接胆红素 109.8μmol/L，ALT 482 U/L，AST 239 U/L。CT示胰腺钩突癌可能，并多发肝转移（图5-1-1a）。超声内镜下见胰腺钩突部有一大小约46mm×25mm不规则低回声占位；多普勒提示病灶内部未见明显血流信号；弹性成像提示病灶质地偏硬（图5-5-1a~d）。

治疗方式：行超声内镜下细针穿刺以明确病理诊断（图5-1-1e~f）。

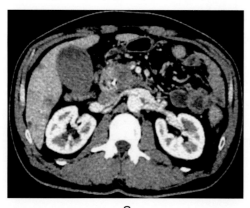
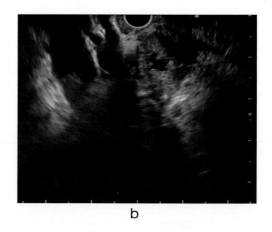

a　　　　　　　　　　　　　　　b

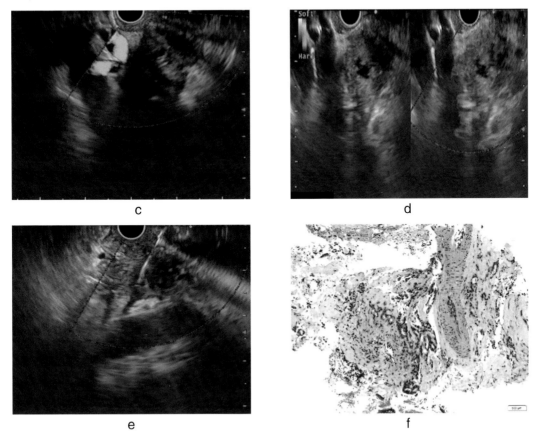

a.CT提示胰腺钩突癌可能，并多发肝转移；b.超声内镜下见胰腺钩突部一大小约46 mm×25 mm不规则低回声占位；c.多普勒提示病灶内部未见明显血流信号；d.弹性成像提示病灶质地偏硬；e.超声内镜引导下细针穿刺入病灶；f.穿刺病理提示胰腺腺癌。

图5-1-1　超声内镜下细针穿刺明确胰腺钩突部占位性质

术后情况：术后无出血感染等并发症，病理确诊为胰腺腺癌。

治疗要点：①穿刺时吸引去除腔内空气，让管壁紧贴镜身，便于穿刺位置的固定。②尽量将病灶暴露在视野7、8点钟位置。③确认针头位置、穿刺路径血管和肿瘤直径，设定针的插入长度。④慢进针。⑤常规第一针用慢抽出针芯法，但若钩突病灶位置较偏，可考虑直接负压。

点评：超声内镜下细针穿刺目前已成为一项成熟的细胞/组织学诊断技术，被认为是胰腺肿瘤术前诊断特异度最高的手段，可高达99.2%。操作医师需要有丰富的超声内镜检查（endoscopic ultrasonography，EUS）操作经验，能良好地显示穿刺针最佳回声、选择合适的穿刺位置并恰当地控制穿刺针的运动，达到稳定水平前至少需要50例次的操作经验。本例穿刺部位在胰腺钩突，其解剖位置较隐蔽，通常需要将内镜伸入十二指肠降段，拉直镜身后进行穿刺，解剖因素导致其无法像在胃部、十二指肠球部穿刺一样能很好地固定镜身，在左旋镜身的时候通常容易滑脱到胃部，操作者未能良好控制内镜、病变显示不清、穿刺针回声观察欠佳等是导致其穿刺失败的主要原因，因此，胰腺钩突部是最难的穿刺部位之一。在穿刺针直径的选择上，由于22 G穿刺针的柔韧性较好，通常用于钩突部的穿刺。另外，本例在常规干法穿刺获得组织条较少的情况下进行了湿法补充，并获得了较多组织条送病检，近期研究同样认为湿法技术在组织获得率、准确性、较少血污染方面都优于常规干法穿刺。

（韩超群）

第二节　超声内镜引导下胰腺周围积液引流术

病例1：超声内镜引导下胰腺脓肿引流术

简要病史：患者，男，40岁，因"确诊急性重症胰腺炎1月余，腹痛伴发热1周"入院。

辅助检查：CT提示胰头及胰体尾部多发囊性低密度影，较大者位于胰体尾，其内见气体密度影，考虑急性坏死性胰腺炎并包裹性坏死（图5-2-1a）。EUS扫查见胰体尾部一界面长径约46 mm无回声囊性病灶（图5-2-1b）。

治疗方式：行超声内镜引导下胰腺脓肿引流术（图5-2-1c~f）。

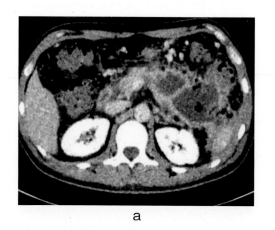
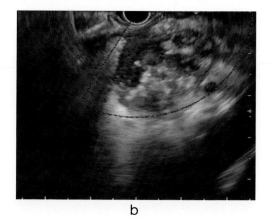

a　　　　　　　　　　　　　　b

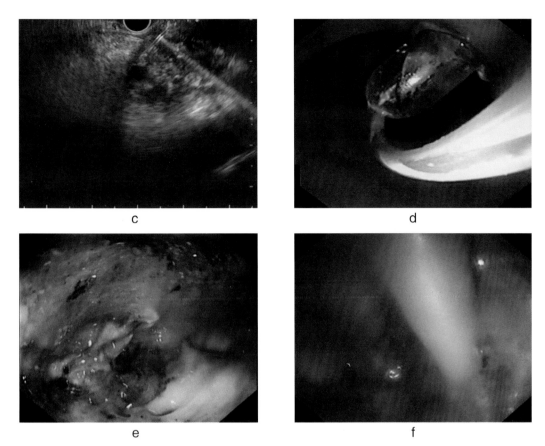

a.CT提示胰体尾部坏死积液形成；b. EUS扫查见胰体尾部一界面长径约46 mm无回声囊性病灶，囊壁边缘及囊腔内见多量高回声沉积物，多普勒未见明显血流信号；c.超声引导下予穿刺针穿入囊腔；d.交换导丝置入囊肿切开刀后行囊壁切开，扩张导管扩张穿刺道至16 mm；e.更换胃镜进入囊腔内观察，囊内见坏死物、脓性液体及血管，反复用0.9%盐水冲洗；f.置入7 Fr×3 cm双猪尾支架及鼻胆管（鼻囊肿管）。

图5-2-1　超声内镜引导下胰腺脓肿引流术

术后情况：术后恢复可，于术后1周出院，随访患者无腹痛、发热等症状。

治疗要点：①准确判断脓肿位置、大小、与周围组织毗邻及血管分布情况，选择囊壁与消化道管壁之间距离不超过1 cm且胃壁受压最明显的部位为穿刺点。②超声内镜引导下穿刺针经消化道管壁穿刺至脓肿腔内。③沿穿刺针插入导丝，顺导丝置入囊肿切开刀沿囊壁切开并进行球囊逐级扩张。④更换胃镜进入脓腔观察，并可用药物进行冲洗。⑤沿导丝置入塑料支架或联合鼻囊肿管引流。

点评：自2001年首次报道EUS引导下穿刺引流治疗胰腺脓肿安全有效以后，EUS引导下胰腺脓肿穿刺引流术在临床得到了广泛的应用。目前常用的引流方法包括EUS引导下经胃壁支架置入引流术，EUS引导下经胃鼻囊肿管引流术，EUS引导下经胃支架与鼻囊肿管联合引流术。本病例坏死物较多，采用支架与鼻囊肿管联合引流，其优势在于：①相对于单纯支架引流，联合鼻囊肿管引流冲洗，能够降低囊液黏稠度，明显降低支架堵塞率（13%～33%）。②对巨大胰腺脓肿或囊肿合并感染的患者，可向脓腔内注入治疗药物或反复冲洗。③随时根据囊液培养和药敏结果调整抗生素用药。其引流指征以及并发症包括出血、囊肿感染、穿孔、支架堵塞，支架移位等与EUS引导下胰腺假性囊肿引流相似，操作前需充分了解囊壁厚度、形成时间、囊肿直径。

（韩超群）

病例2：超声内镜引导下胰腺假性囊肿引流术

简要病史：患者，女，39岁，因"确诊急性胰腺炎4月余，发现胰腺假性囊肿3个月"入院。

辅助检查：CT示胰腺体尾部假性囊肿形成（图5-2-2a）。

治疗方式：超声内镜引导下胰腺假性囊肿引流术（图5-2-2b~h）。

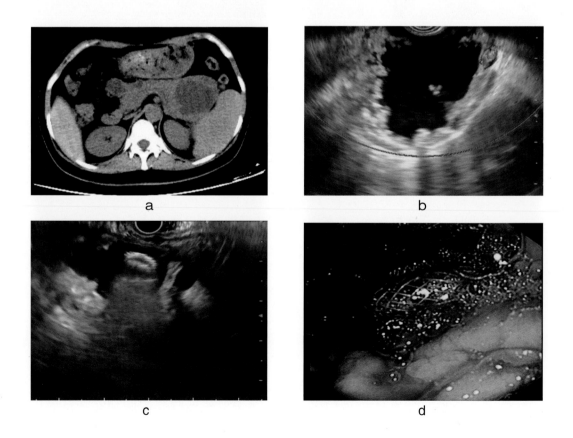

a

b

c

d

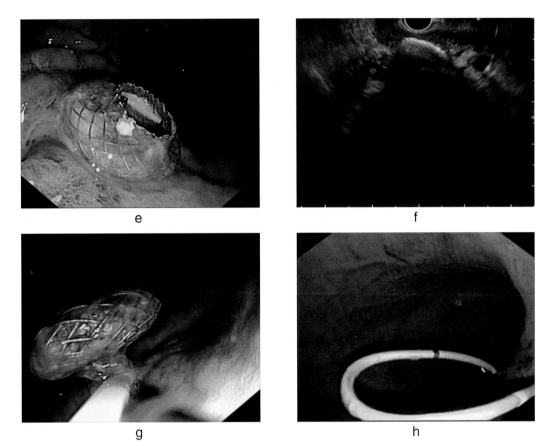

　　a.CT示胰腺尾部假性囊肿形成；b.超声内镜下见胰尾部一巨大无回声病灶，内部见少量絮状物,较大截面长径约76 mm；c.经超声内镜钳道置入双蘑菇头金属支架；d.于胃内释放支架头端，支架置入后见大量褐色坏死液体流出；e.1个月后复查支架位于原位；f.超声内镜显示囊腔几乎完全消失；g.圈套器取出支架；h.置入双猪尾塑料支架。

图5-2-2　胰腺假性囊肿行超声内镜下引流术

　　术后情况：术后恢复良好，于术后5天出院，1个月后复查囊腔几乎完全消失。

　　治疗要点：①准确判断囊肿位置、大小、囊壁厚度、与周围组织毗邻及血管分布情况，避开血管，选择囊壁与消化道管壁之间距离不超过1 cm的部位作为穿刺点。②超声内镜引导下穿刺针经消化道管壁穿刺至囊肿腔内，接负压注射器抽取适量囊液送检，行生化、淀粉酶、脂肪酶、CEA等检查，囊液淀粉酶的作用是鉴别是否跟胰管相通，CEA的作用是评估患者是否需要手术。如果囊肿抽出暗红色不凝血或抽出液颜色偏暗红，应警惕囊内出血。③沿穿刺针插入导丝，使导丝尽量在囊腔内盘圈且留置足够长度。④拔出穿刺针，球囊或探条扩张穿刺针道至8～10mm。⑤沿导丝置入支架，支架可选择双猪尾塑料支架、全覆膜自膨式金属支架和新型金属支架。

　　点评：EUS引导下胰腺囊肿引流术是胰腺假性囊肿主要治疗方法之一，近期一项荟萃分析认为EUS下穿刺引流技术成功率为97%，临床成功率为90%。引流指征需要根据胰腺假性囊肿临床特征、临床表现进行综合判断，操作前需充分了解囊壁厚度、形成时间、囊肿直径以及潜在的并发症。通常推荐采用单根或多根双猪尾塑料支架引流，但塑料支架内径较小，易发生阻塞，尤其是囊液黏稠或坏死物较多时，引流效果欠佳。置入多个塑料支架可降低堵塞率，然而有文献认为支架粗细（7Fr或10Fr）、数量与治疗成功率均不相关。相比塑料支架，全覆膜自膨式金属支架直径大，引流充分有效且通畅时间更长，支架堵塞发生率低，且操作方便，操作时间较置入多根塑料支架明显缩短，在很大程度上弥补了塑料支架的缺陷。但是，金属支架常发生支架移位且支架对囊壁和消化道壁的损伤导致出血的发生率较高，因此，一般情况下，猪尾型塑料支架放置时间不宜超过12周，而金属支架在放置3周左右囊肿消退后需尽快拔除。本病例术前超声内镜显示囊内较多絮状物，先采用新型双蘑菇头金属支架引流，待囊肿明显消退后拔出金属支架置入塑料支架以达到完全囊液引流的目的。文献报道EUS囊肿引流复发率为8%，总体并发症发生率为17%，并发症包括出血、囊肿感染、穿孔、支架堵塞、支架移位等。

（韩超群）

第三节　超声内镜引导下胆管引流术

病例：超声内镜引导下胆管穿刺引流会师术

简要病史：患者，男，68岁，因"腹部不适1月余，皮肤巩膜黄染10天"入院。

辅助检查：肝功能检查提示总胆红素187.1μmol/L，直接胆红素108.11μmol/L，ALT 94 U/L，AST 71 U/L，上腹部CT示胆总管上段轻度扩张，胆总管下段梗阻；胰头癌可能。

治疗方式：超声内镜引导下胆管引流术（EUS-BD），术中所见如图5-3-1所示。

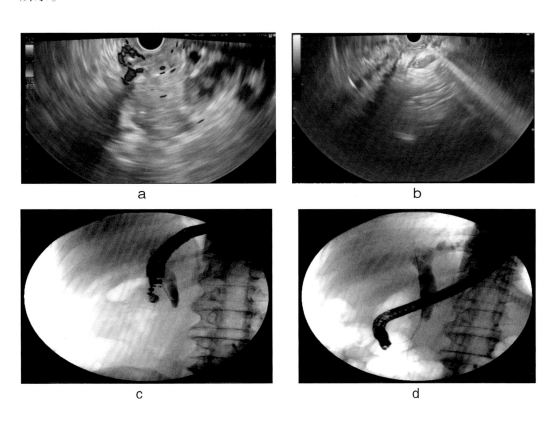

a

b

c

d

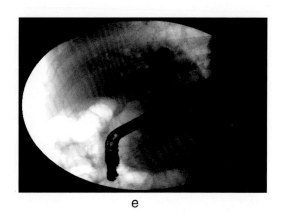
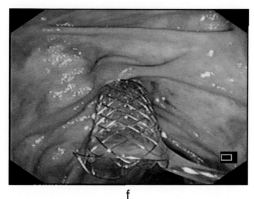

e　　　　　　　　　　　　f

a.超声内镜下可见胰头钩突低回声占位，胰管扩张明显，胆总管轻度扩张；b.十二指肠镜反复插管无法进入胆管，超声内镜下于十二指肠降段穿刺针穿刺进入末端胆管；c.X线下注入少量造影剂显示穿刺成功；d.导丝顺胆总管狭窄段进入十二指肠腔，导丝引导下插管，插管成功后造影显示胆总管下段闭合不显影；e~f.沿导丝引导置入8 cm半覆膜金属支架，支架释放过程顺利，退镜。

图5-3-1　超声内镜引导下胆管引流术

术后情况：术后患者黄疸逐渐下降，1周后出院。

治疗要点：①超声内镜定位于胃(或十二指肠)，准确找到扩张的肝内(或肝外)胆管。②用19 G或22 G穿刺针穿刺胆管，抽吸胆汁确认后注入造影剂显影肝内外胆管。③通过超声及X线予以确认。④将导丝置入胆管，在X线下将其向远端推送通过狭窄段,送出十二指肠乳头。⑤用十二指肠镜抓取导丝并通过工作通道拉出，利用导丝进行内镜下逆行胆管造影(endoscopic retrograde cholangiao-pancreatography,ERCP)下插管及支架放置。

点评：当常规ERCP失败或由于胃肠管腔梗阻或外科手术后畸形(如Whipple术，肝管空肠吻合术，胃旁路术)等造成无法行常规乳头插管时，首选EUS-BD。EUS-BD的优势主要体现在三方面：①时间优势：可以在ERCP失败后同一时间执行。②生理优势：提供胆道内部引流而无须胆道外引流。③解剖优势：根据患者的具体解剖情况而定，EUS提供精确成像使其成为较经皮经肝胆道引流侵入性更小的操作。一般来说，EUS-BD分为肝内胆管引流和肝外胆管引流，分别对应形成肝胃引流和胆管十二指肠引流。文献报道经肝内途径操作成功率为88.6%(44%~100%)，肝外胆道途径达90%(70%~100%)；临床成功率肝内途径为88.6%(44%~100%)，肝外胆道途径EUS-BD的为98%(60%~100%)。并发症包括气腹、胆瘘、胆管炎、胆汁性腹膜炎、菌血症、胆道出血、胰腺炎及腹痛等等。文献报道经肝内胆道途径并发症为15%(7.7%~36%)，肝外途径平均为14%(0~47%)。从方法学角度又分为对接技术和顺行技术。对接技术只有在内窥镜可以到达乳头开口抓取导丝的情况下才可行。EUS-对接技术潜在的优势是通过使用常规ERCP技术实现胆道引流，众多文献认为对接技术较其他EUS技术引导下腔内引流方法更安全，尤其在有明显腹腔积液的患者中使用对接技术更好。本病例患者胆总管下段近壶腹部肿瘤导致胆管狭窄明显无法行顺行技术而采取对接技术。

（韩超群）

第四节　超声内镜引导下胆囊穿刺引流及取石术

病例1：超声内镜引导下胆囊穿刺引流及取石术

简要病史：患者，男，77岁，因"反复胸痛五年，再发伴腹痛两周"入院，腹部超声和CT均诊断为"急性胆囊炎、胆囊结石"。1个月前外院明确诊断为"急性心肌梗死"。

入院诊断：①急性心肌梗死恢复期。②冠状动脉粥样硬化性心脏病（冠心病）。③Ⅲ度房室传导阻滞。④胆囊结石伴急性胆囊炎。

辅助检查：腹部CT提示胆囊炎，胆囊结石（图5-4-1）；心电图提示Ⅲ度房室传导阻滞，前壁T波深倒置。

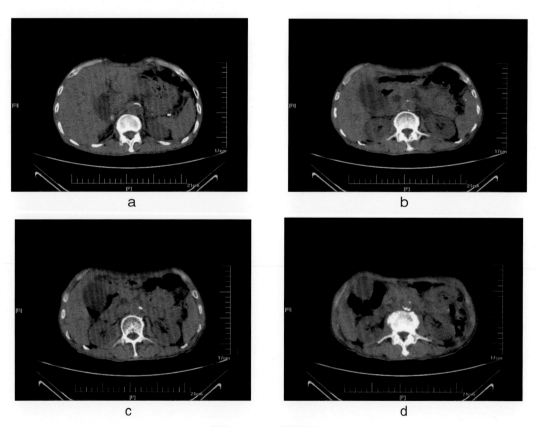

图5-4-1　腹部CT

治疗方式：内镜超声引导下胆囊穿刺引流（EUS-GBD）+内镜下胆囊取石术（图5-4-2、图5-4-3）。

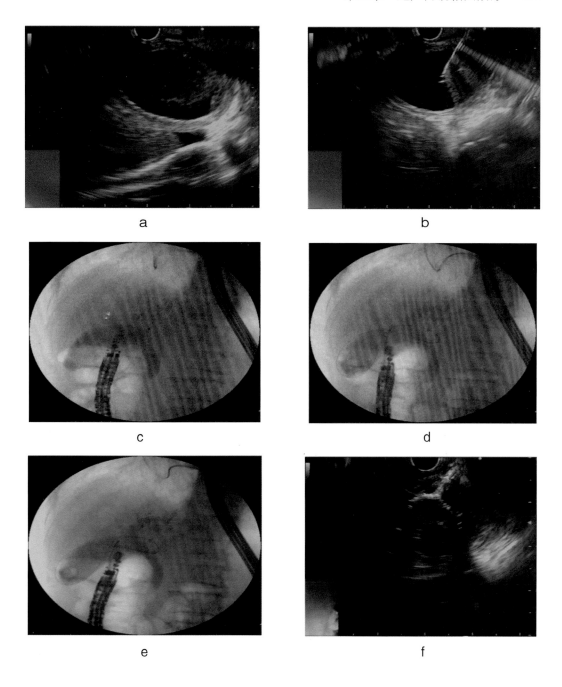

a

b

c

d

e

f

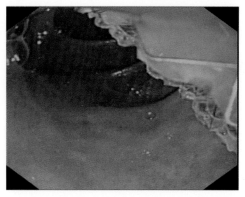
g

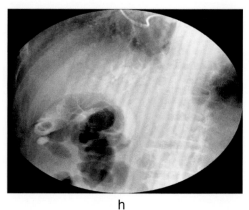
h

　　a.线阵超声内镜于十二指肠球部扫查，可见胆囊明显肿大，囊腔内可见结石影；b.用19G穿刺针穿刺胆囊；c.注入造影剂后可见胆囊在X线下显影；d.通过穿刺针内腔置入黄斑马导丝；e.循导丝置入16 mm×20 mm覆膜双蕈型金属支架，通电烧灼穿刺道进入胆囊；f.X线监视下释放支架；g.内镜超声实时扫查支架轮廓；h.透视可见支架在位良好。

图5-4-2　EUS-GBD操作过程

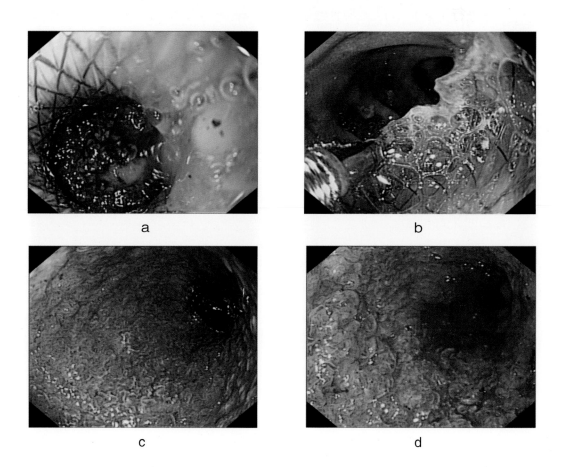
a

b

c

d

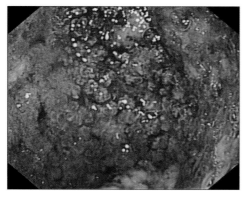
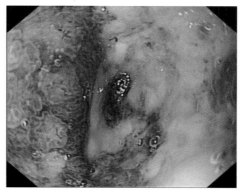

e   f

　　a.内镜进入十二指肠球部，可见后壁支架在位；b.使用二爪钳钳住支架一端，将支架随内镜取出；c.囊腔内可见一枚结石残留，大小约1.0 cm×0.8 cm，使用圈套器将结石顺利取出；d.胆囊颈管开口通畅；e.胆囊体部黏膜充血、粗糙、水肿；f.胆囊底部黏膜充血、水肿，并可见脓性分泌物附着。

图5-4-3　内镜下胆囊取石过程

　　术后情况：患者内镜下胆囊取石后无特殊不适，感染得到有效控制，住院期间顺利进行了起搏器植入术。患者出院后随访至今，无腹痛、发热等胆囊炎发作症状。

　　治疗要点：①在球部用19 G穿刺针穿刺胆囊，抽出胆汁样液体，注入造影剂明确穿刺成功。②通过穿刺针内腔置入导丝，循导丝置入16mm×20mm覆膜双蕈型金属支架，通电烧灼穿刺道进入胆囊，X线监视下释放支架。③通过EUS-GBD形成的十二指肠-胆囊瘘道，进入胆囊腔内进行探查，取石。

　　点评：EUS-GBD是目前处理无手术条件的急性胆囊炎患者的全新治疗手段，具有安全、有效及微创的特点，逐渐展现出广阔的应用空间。双蕈型金属支架的引入，使得EUS-GBD不仅成为一项引流技术，而且成功在胃/十二指肠和胆囊之间架起一座"桥梁"，内镜医生借此可以自由进出曾经的"无人之境"。EUS-GBD及衍生的内镜下经口胆囊取石术作为开展例数有限的"潜力股"技术，虽然有效性及安全性在越来越多的研究中得到证实，但仍需深入的研究，器械的不断改进以及长期随访数据的积累。同时，在此技术应用过程中还存在一些临床问题需要研究和解决，包括治疗时机和引流器械的选择、支架拔除的时限、不同穿刺途径疗效和安全性的比较以及胆囊结石复发的长期随访等。

（张松）

病例2：超声内镜引导下胆囊穿刺引流术

简要病史：患者，女，60岁，"间断右上腹痛3月余"入院。外院腹部CT提示胆囊炎、胆囊结石。患者拒绝外科手术治疗。

入院诊断：胆囊炎伴胆囊结石。

辅助检查：入院后查磁共振胆管成像（magnetic resonance cholangiopancreatography,MRCP）提示胆囊炎，胆囊多发结石（图5-4-4）。

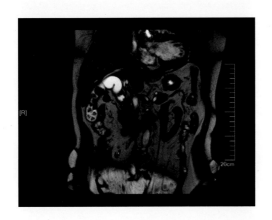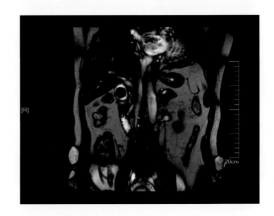

图5-4-4　MRCP提示胆囊炎，胆囊多发结石

治疗方式：内镜超声引导下胆囊穿刺引流（EUS-GBD）+内镜下取石术（图5-4-5）。

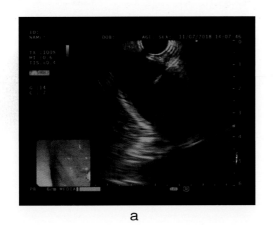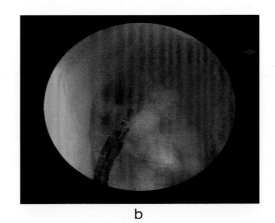

a　　　　　　　　　　　　　　b

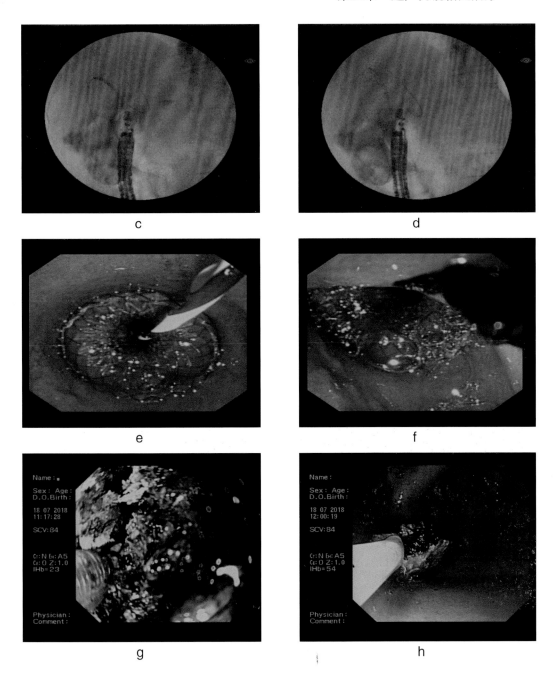

c

d

e

f

g

h

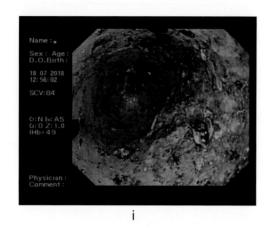
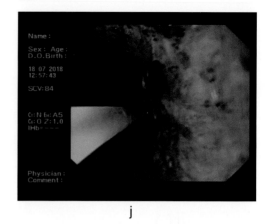

i　　　　　　　　　　　j

　　a.19G穿刺针内镜超声引导下穿刺胆囊；b.拔出针芯，置入黄斑马导丝，退出穿刺针；c.循导丝推入双蘑菇头覆膜金属支架，通电烧灼进入胆囊；d.释放远端蘑菇头，拉近支架使其紧贴于十二指肠壁；e、f.释放近端蘑菇头，可见胆汁溢入肠腔；g、h.碎石网篮绞碎结石后，使用圈套器等器械取尽结石；i.取石后使用生理盐水冲洗胆囊腔；j.置入胆囊引流管。

图5-4-5　EUS-GBD+内镜下取石术

　　术后情况：患者术后恢复良好，3天后出院，CT复查结果如图5-4-6所示；随访至今，病情平稳，未再发作腹痛。

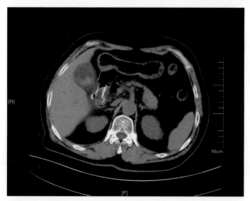
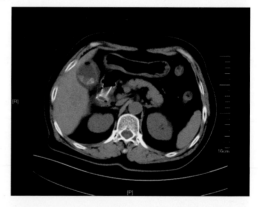

图5-4-6　术后复查腹部CT提示支架在位良好

（张松）

第五节　超声内镜引导下胃肠吻合术

病例1：超声内镜引导下胃肠吻合术

简要病史：患者，女，62岁，因"反复呕吐3月余"入院。MRI示胰腺钩突部占位，胰腺癌首先考虑，累及肠系膜上静脉。上消化道造影提示十二指肠梗阻；CA199 120.70 U/mL，CA242 65.25 U/mL。既往曾行"直肠癌根治术"及"胆囊切除术"。

入院诊断：①胰头癌伴十二指肠梗阻。②直肠癌根治术后。③胆囊切除术后。

辅助检查：电子胃镜检查：十二指肠水平部充血、水肿，肠腔狭窄，内镜无法通过。

治疗方式：超声内镜引导下胃肠吻合术（EUS-GE），手术过程如图5-5-1所示。

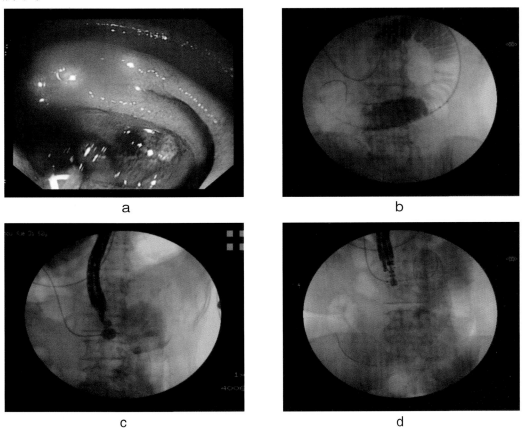

a

b

c

d

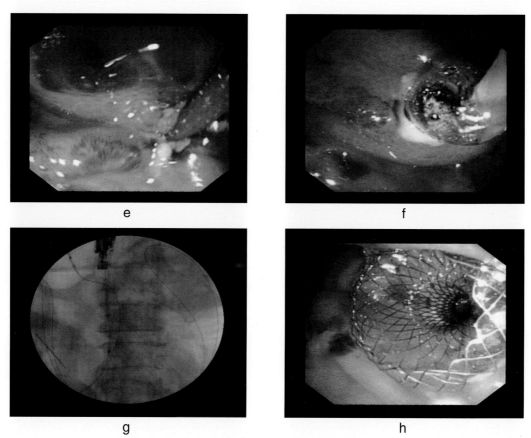

e　　　　　　　　　　　　f

g　　　　　　　　　　　　h

　　a.置入黄斑马导丝通过十二指肠狭窄处；b.循导丝置入球囊导管，注入造影剂充盈球囊；c.19 G穿刺针在内镜超声引导下刺破球囊；d.拔出针芯，留置导丝于远端空肠，退出穿刺针；e、f.分别使用扩张导管和柱状球囊在X线监视下扩张穿刺道；g、h.置入并释放双蘑菇头覆膜金属支架。

图5-5-1　超声内镜引导下胃肠吻合术

　　术后情况：术后3天，患者呕吐症状消失，可进食流质饮食。术后复查结果如图5-5-2、图5-5-3所示。

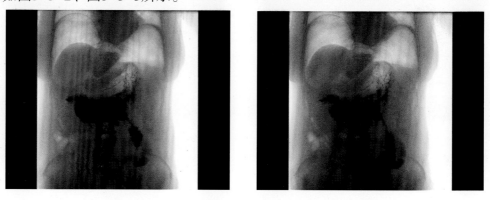

图5-5-2　术后碘水造影提示支架在位、通畅

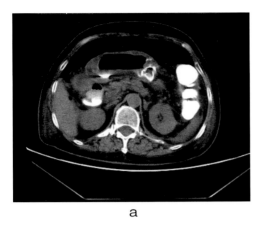
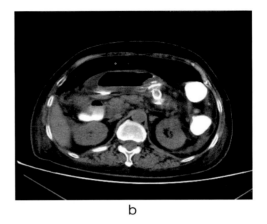

a   b

图5-5-3　术后CT提示双蘑菇头金属支架在位良好

（张松）

病例2：超声内镜引导下胃肠吻合术

简要病史：患者，女，61岁，因"腹胀3月余，加重伴呕吐2周"入院。腹部CT平扫+增强提示胰腺颈体部软组织密度团块影，2周来症状加重伴呕吐，呕吐胃内容物，查上消化道碘水造影提示十二指肠梗阻。既往无特殊病史。

入院诊断：胰腺癌伴十二指肠梗阻。

辅助检查：全腹部CT平扫+增强提示胰腺颈体部软组织密度团块影，边界模糊，范围约4.0 cm×3.9 cm，包绕腹腔干及分支、肠系膜上动脉、门静脉、脾静脉；CA199 38.58 U/mL，CA125＞600 U/mL。

治疗方式：超声内镜引导下胃肠吻合术（EUS-GE），手术过程如图5-5-4所示。

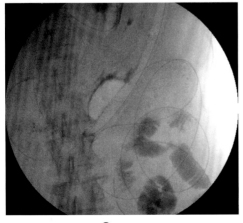
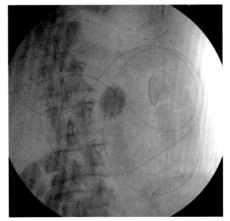

a   b

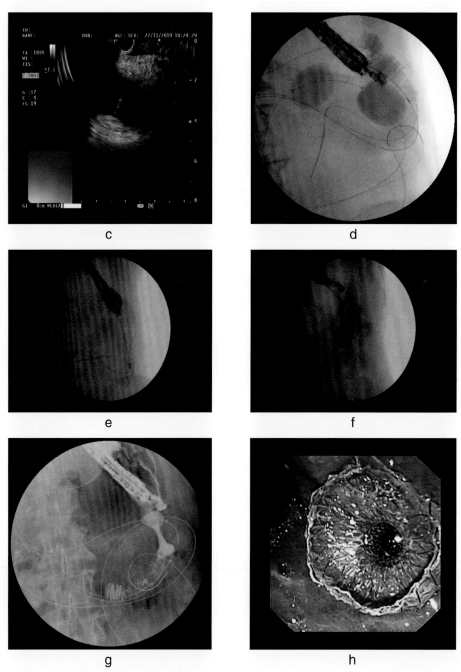

　　a.改良小肠镜外套管辅助下置入双球囊导管；b.注入造影剂充盈双球囊；c.19G穿刺针在内镜超声引导下穿刺球囊之间充盈后肠腔；d.拔出针芯，留置导丝于远端空肠，退出穿刺针，扩张穿刺道；e.循导丝推入双蘑菇头覆膜金属支架，烧灼进入肠腔；f.释放远端蘑菇头，拉近支架；g、h.内镜和X线共同监视下释放支架近端蘑菇头。

图5-5-4　超声内镜引导下胃肠吻合术

术后情况：术后一周，患者呕吐症状消失，可进食流质饮食。CT复查结果如图5-5-5所示。

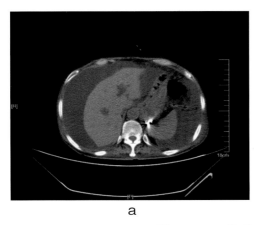
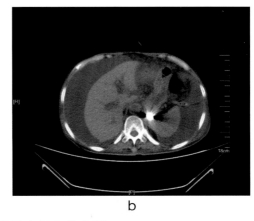

a　　　　　　　　　　　　　　　　b

图5-5-5　术后CT提示支架在位良好

治疗要点：①通过导丝在狭窄段以后置入球囊，在肠腔或者球囊内注水作为穿刺的靶点。②在EUS引导下以穿刺针穿刺注水的肠腔或球囊。③保留导丝后扩张穿刺道。④X线辅助下置入双蘑菇头金属支架。

点评：恶性胃流出道梗阻常常是恶性肿瘤侵犯的晚期事件，外科胃肠吻合术是治疗恶性胃流出道梗阻的传统方式，但其存在创伤大、住院时间长等不足，部分患者因合并腹腔转移或一般情况差，会出现对外科胃肠吻合术难以耐受的情况。而内镜下在恶性梗阻部位置入金属支架具有微创、安全、速效等优势，但又存在肿瘤组织易长入支架造成短时间内支架堵塞等问题。超声内镜引导的胃肠吻合术治疗恶性胃流出道梗阻的主要优势在于吻合部位远离原发肿瘤，不易堵塞，可长时间维持通畅，不需多次内镜干预，对于姑息性治疗恶性胃流出道梗阻具有重要的应用价值。

（张松）

第六节　超声内镜引导下胰管引流术

病例1：超声内镜引导下胰管穿刺引流会师术

简要病史：患者，女，30岁，因"刀刺伤后反复上腹痛5个月"入院。患者5个月前被人刺伤后行肠系膜上静脉破裂修补、胆囊切除、胰腺裂伤修补、肝脏裂伤修补、横结肠部分切除及结肠造瘘术。3个月前行腹腔穿刺置管，查腹腔积液淀粉酶57763 U/L，脂肪酶23099 U/L，当地医院诊断为"胰管离断综合征"，1个月前曾两次尝试ERCP，胰管插管均失败。

辅助检查：CT提示胰头部假性囊肿形成，胰腺体尾部胰管扩张，MRCP提示胰头部胰管断裂，假性囊肿形成，胰体尾部胰管扩张、扭曲。

治疗方式：超声内镜引导下胰管穿刺会师术，术中所见及手术过程如图5-6-1所示。

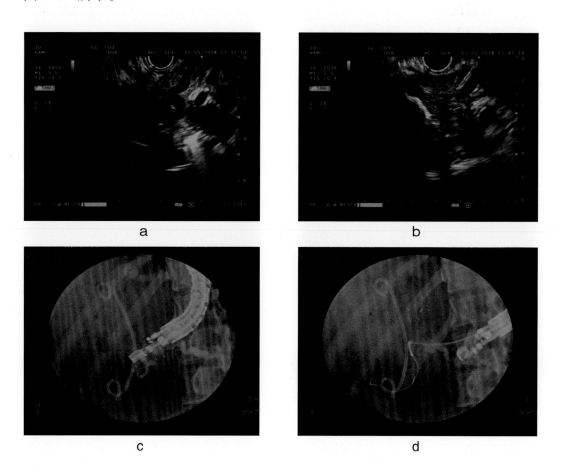

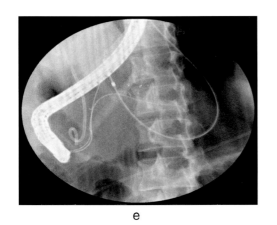
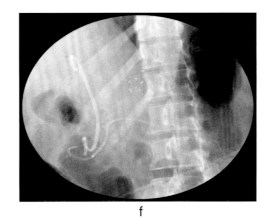

e　　　　　　　　　　　　　f

　　a.超声内镜显示胰腺体尾部主胰管显著扩张；b.19 G穿刺针在内镜超声引导下穿刺扩张主胰管；c.主胰管造影；d.拔出穿刺针针芯，置入导丝，导丝顺利通过胰管狭窄，进入十二指肠，退出穿刺针和超声内镜；e.十二指肠镜导丝会师进入主胰管；f.置入塑料支架。

图5-6-1　EUS-PD会师

　　术后情况：手术当晚出现上腹痛、发热，热峰38.5 ℃，术后3 h血淀粉酶687 U/L，12 h血淀粉酶490 U/L，予抑酸、抗感染、抑酶、补液等治疗，术后第二日缓解。

　　治疗要点：①超声内镜在体尾部寻找穿刺点。②EUS引导下以穿刺针穿刺胰管并置入导丝。③导丝通过胰管断裂进入十二指肠。④ERCP置入胰管支架。

　　点评：胰腺断裂是胰腺外伤的常见结果，体尾部主胰管由于断裂无法与头部胰管相通，导致胰液外漏引起假性囊肿，这种囊肿常规超声内镜引流效果不佳，标准术式是ERCP下胰管支架置入，但是由于断裂两端胰管不同轴，因此成功率不高。因此通过超声内镜从近端胰管顺行置入导丝是可行方法，如果能会师成功是最理想结果，即使会师失败，因为能引流瘘口近端胰管，也使得疗效优于逆行插管操作。

（张松）

病例2：超声内镜引导下胰管引流术

　　简要病史：患者，男，46岁，因"反复上腹痛5月余"入院。患者5月余前大量饮酒后出现上腹部疼痛，至当地医院就诊，诊断为急性胰腺炎，经治疗后好转。4个月前再次出现上腹部疼痛，性质同前，至当地医院就诊，查腹部CT提示急性胰腺炎伴胰腺假性囊肿，行全麻下胰腺假性囊肿-空肠吻合+胆囊切除术，术后患者病情恢复可。1周前患者再次出现上腹痛，至当地医院就诊，诊断为急性胰腺炎并胰腺假性囊肿，输液治疗后腹痛无明显好转。为进一步治疗至我科住院。入院诊断：①急性胰腺炎。②胰腺假性囊肿。③胰腺假性囊肿-空肠吻合+胆囊切除术后。

辅助检查：腹部CT提示急性胰腺炎伴胰腺假性囊肿。入院后行ERCP，术中胰管造影示胰腺颈部主胰管明显狭窄，反复尝试导丝无法通过。

治疗方式：超声内镜引导下胰管引流术（EUS-PD），术中所见及手术过程如图5-6-2所示。

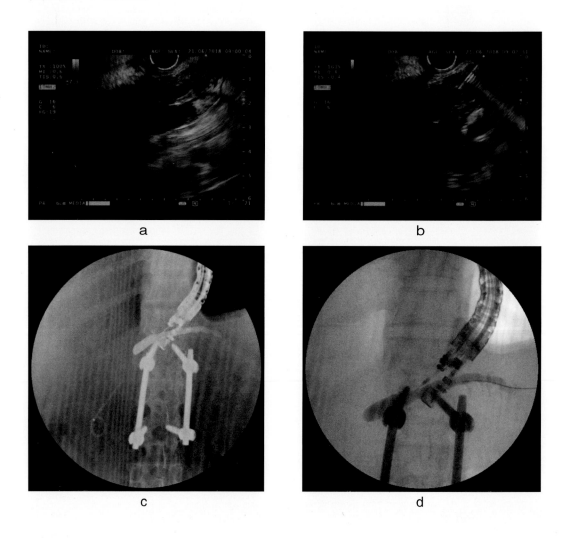

a

b

c

d

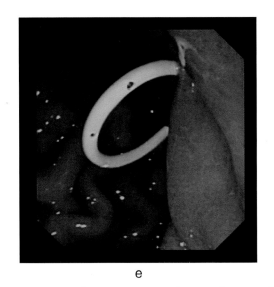
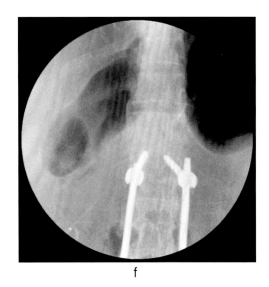

e　　　　　　　　　　　　　　　　f

　　a.超声内镜显示胰腺体尾部主胰管显著扩张；b.19G穿刺针在内镜超声引导下穿刺扩张主胰管；c.主胰管造影可见胰管离断，近端主胰管明显扩张；d.拔出穿刺针针芯，置入导丝，退出穿刺针；e.扩张导管扩张穿刺道后置入5 Fr长5 cm塑料支架；f.X线透视可见塑料支架在位。

图5-6-2　超声内镜引导下胰管穿刺引流

　　术后情况：患者术后无特殊不适，无发热，无腹痛，术后淀粉酶正常。

　　操作要点：①超声内镜在体尾部寻找穿刺点。②EUS引导下以穿刺针穿刺胰管并置入导丝。③导丝通过胰管断裂进入十二指肠。④ERCP置入胰管支架。

　　点评：胰管离断综合征是指由任何原因导致的主胰管与消化道的连接中断，使断裂近端胰腺分泌的胰液不能正常进入消化道，而在胰管断裂周围聚积形成假性囊肿，临床上易引起腹痛、假性囊肿、左侧门静脉高压等一系列表现。胰管离断综合征最常见的病因是重症急性胰腺炎和胰腺创伤，其治疗方式包括保守治疗、内镜放置支架引流和外科手术，但单纯内科保守治疗通常无效。内镜下越过胰管断裂处放置支架可以有效封闭瘘口，引流上游胰液，同时创伤较小，是一种较好的治疗方式。在本病例中，导丝无法逆行越过胰管断裂处，因此采用EUS-BD途径顺行置入导丝通过胰管断裂处。如导丝顺行通过断裂处失败，还可以通过EUS-PD途径置入支架引流断裂上游胰腺体尾部的胰液，这对促进瘘口愈合也有较好效果。EUS-PD通常用于主胰管扩张且ERCP失败的病例，ERCP失败的情况包括无法到达乳头口、胰管显影不清和导管无法越过胰管狭窄处等。其最常见的适应证是慢性胰腺炎伴胰管高压所致的腹痛。

（张松）

第七节　超声内镜引导下腹腔神经丛阻滞术

病例：胰腺癌并肝转移超声内镜引导下腹腔神经丛阻滞术

简要病史：患者，男，56岁，因"上腹及腰背部疼痛3个月"入院。

辅助检查：外院行腹部增强CT示胰腺癌伴肝内多发转移，拟进一步明确病理诊断，制定后续治疗方案。

治疗方式：入院后行EUS-FNA，胰头部可见低回声占位性病变，大小约4.2 cm×3.5 cm，边界欠清，在超声内镜引导下用22 G穿刺针以5 mL负压行2~3次穿刺，穿刺抽出组织条送病理学检查（图5-7-1a~d）。病检结果显示胰头导管腺癌。后续给予化疗，患者癌性疼痛逐渐加重，需依赖强效阿片类药物止痛，7个月后止痛药难以缓解疼痛，严重影响生活质量，遂行超声内镜引导下的腹腔神经丛阻滞术（celiac plexus neurolysis, CPN），即EUS-CPN（图5-7-1e~h）。

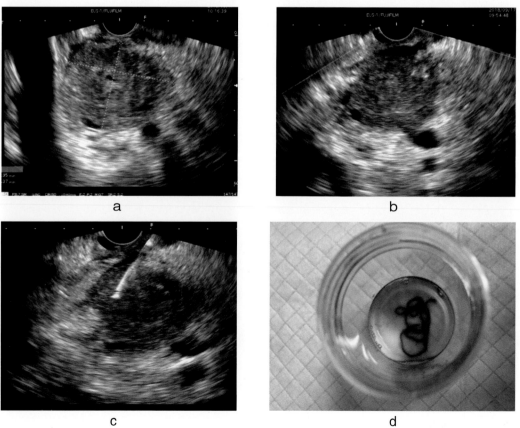

a

b

c

d

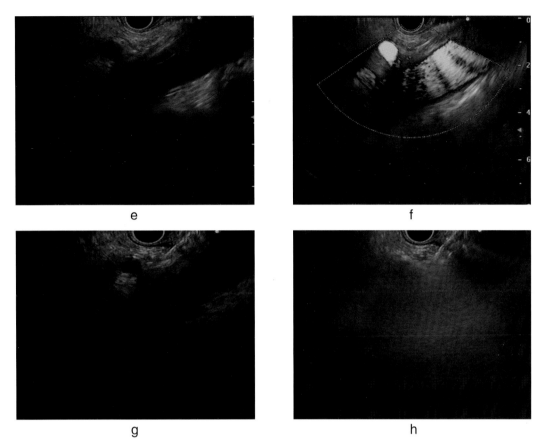

a～c.胰头癌超声内镜引导下穿刺活检；d.活检获得组织条送病检；e～f.EUS-CPN前腹腔神经丛定位；g.EUS引导下穿刺针进入CPN靶点；h.注入无水酒精后局部呈云雾样改变。

图5-7-1　胰腺癌EUS-FNA及EUS-CPN

术后情况：患者术后疼痛程度较前明显缓解，口服止痛药可控制。

治疗要点：①评估疼痛原因：是否可行超声内镜引导下腹腔神经阻滞，是否有禁忌证。②评估穿刺路径：避开血管，找到合适的穿刺道。③知情同意：和患者及家属充分沟通，对风险及疗效有正确认识。④术前准备：超声内镜及合适的穿刺针。⑤术中操作：超声内镜引导下穿刺针精准达到阻滞的神经旁或神经丛内，缓慢注射药物，观察药物的弥散，注意观察患者血压变化情况。⑥术后评估疗效，随访观察。

点评：顽固性腹痛是胰腺癌及腹膜后转移癌的并发症，药物治疗常常疗效不佳。腹腔神经丛是支配大部分消化道运动的神经节集合处及神经纤维网，胰腺癌可通过浸润或牵拉神经，侵犯内脏器官，以及堵塞胰管等方式引起疼痛。部分晚期肿瘤患者需长期依赖阿片类止痛药，且效果有限，目前EUS-CPN被认为是有效的治疗方法。超声内镜引导下的腹腔神经丛阻滞术是在超声内镜实时引导下，通过向腹腔神经丛注射化学药物而起到阻滞神经、缓解疼痛的作用。药物选择包括无水酒精、利多卡因、丁哌卡因等。其优势在于：在超声内镜引导下，术者能清晰地看到腹腔神经干及神经丛的位置、结构以及神经周围的血管、脏器等，有利于选择穿刺靶点和安全的穿刺路径；同时，超声内镜能实时显示进针过程中穿刺针行进路线，以便术者随时调整进针方向、深度，从而更精准地接近阻滞结构；此外，注药时，可以实时评估药液弥散范围，预估疗效，还可以确定药物是否在神经周围或神经丛内，是否误入血管。而且，相对于CT引导，超声内镜无辐射、精准、易操作。EUS–CPN主要并发症包括直立性低血压（3.4%～20%）、短暂性疼痛（6.8%～9%）、腹泻（10%～17%）和腹腔脓肿形成，有个案报道在腹腔神经节阻滞后出现脊髓损伤，熟练的操作者多能避免上述并发症，长期观察，此方法安全有效。

（杜凡）

第八节 超声内镜引导下弹簧圈联合组织粘合剂栓塞术

病例：超声内镜引导下弹簧圈联合组织粘合剂治疗胃底静脉曲张

简要病史：患者，女，45岁，因"间断反复呕血4年"入院。患者4年前因呕血发现乙肝肝硬化，规律口服恩替卡韦抗病毒治疗4年。

辅助检查：门脉CTV示门静脉及脾静脉增粗，胃底静脉明显增粗迂曲，并与脾门旁静脉、左肾静脉之间形成侧支循环，考虑存在胃-肾分流（图5-8-1a~d）。

治疗方式：评估治疗适应证及风险，患者因存在胃-肾分流，行弹簧圈置入及组织胶注射治疗（图5-8-1e~g）。

术后情况：患者恢复快，治疗后无并发症，5天后出院，随访近一年未再出现消化道出血（图5-8-1h~j）。

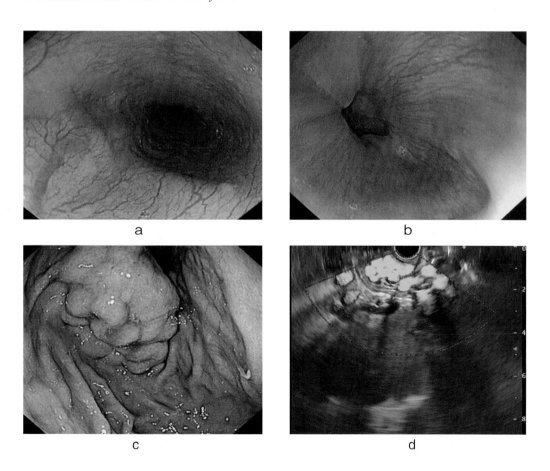

a

b

c

d

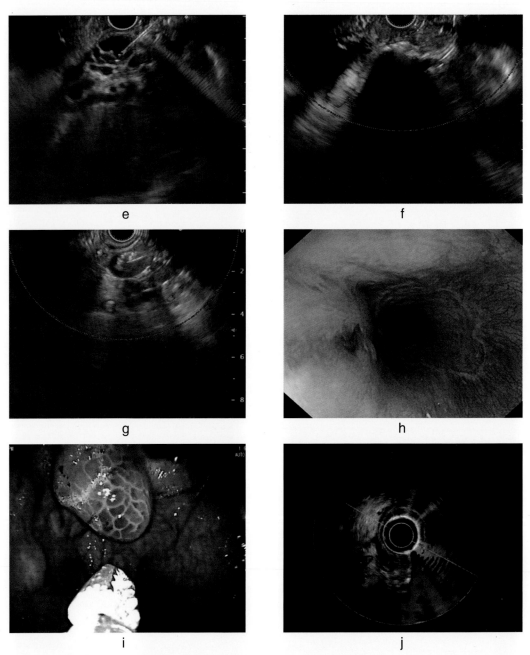

e

f

g

h

i

j

　　a～c.胃镜检查示食管未见明显静脉曲张，胃底见明显静脉曲张团；d.超声内镜多普勒显示胃底静脉曲张处见丰富的血流信号；e～g.EUS引导下，以19 G穿刺针穿刺进入曲张静脉内，经穿刺针置入弹簧圈，再注射组织胶，治疗后超声内镜多普勒显示原曲张静脉处血流信号明显减少；h.治疗后观察超声内镜穿刺点位于食管下段近贲门处；i～j.弹簧圈及组织胶注射治疗后5天观察，活检钳触胃底静脉团变硬，超声内镜多普勒显示原静脉曲张团内未见血流信号。

图5-8-1　EUS引导下弹簧圈联合组织粘合剂治疗胃底静脉曲张

操作要点：①食管胃底静脉曲张的识别：使用超声内镜探查食管下段及胃底区域，壁内外无回声区经多普勒辅助检查，如其内部具有丰富血流信号即可确认为曲张静脉。②弹簧圈置入：循脾门处脾静脉探查，选取胃底曲张静脉内径最宽处，在EUS引导下，以19 G穿刺针经食管下段穿刺进入胃底内径最宽的曲张静脉内，拔除针芯后接负压管如见血液回流，即提示成功穿刺入血管；经穿刺针置入一枚与曲张静脉内径相当的弹簧圈；结合多普勒辅助探查以确认曲张静脉血流信号是否明显减少。③组织粘合剂栓塞：置入弹簧圈后，更换胃镜，以三明治法于胃底曲张静脉内注射组织胶直至曲张静脉颜色明显变白、变硬。

点评：胃底静脉曲张常见于肝硬化患者，易反复出现消化道出血症状，严重时危及生命。由于大部分肝硬化患者肝功能储备和手术耐受性差，内镜下组织胶粘合剂注射治疗是常用治疗方法。但对于合并较大直径分流道的患者来说，组织胶有可能通过分流道进入体循环，从而引起重要部位梗死，所以对于合并分流道的胃底静脉曲张患者，选择合适治疗方案非常重要。此例患者胃镜检查发现胃底重度静脉曲张，且胃和肾脏间存在分流道，直接行内镜下组织胶注射异位栓塞风险较大，因此选择行超声内镜下弹簧圈联合组织胶治疗胃底静脉曲张，预防再出血。所用弹簧圈材质为合成纤维，用弹簧圈闭塞血管团后再用组织胶注射封闭血管，使组织胶存留在胃底曲张静脉内，不仅可以减少异位栓塞并发症的发生，还可减少组织胶用量，降低治疗费用。弹簧圈联合组织胶治疗胃底静脉曲张是超声内镜治疗近几年应用的新领域。

（杜凡）

第六章　内镜下逆行胆管造影相关治疗

第一节　内镜下乳头括约肌切开术

病例：内镜下乳头括约肌切开术+取石拖石术+内镜下鼻胆管引流术

简要病史：患者，女，55岁，因"腹痛2个月"入院。查体：右上腹疼痛，余大致正常。

影像学检查：MRCP示胆总管末端充盈缺损（图6-1-1）。

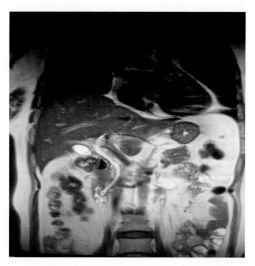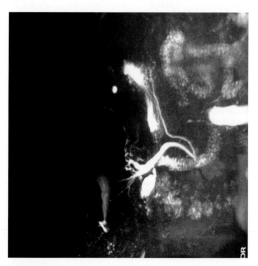

图6-1-1　MRCP

术前诊断：胆总管结石。

治疗方式：内镜逆行胆管造影术+内镜下乳头括约肌切开术+取石拖石术+内镜下鼻胆管引流术（endoscopic nasobiliary drainage,ENBD），术中所见及手术过程如图6-1-2所示。

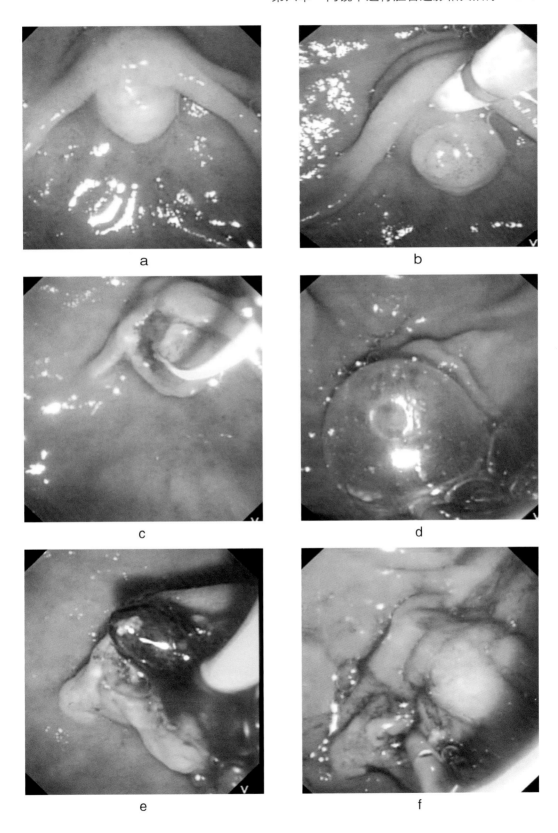

a

b

c

d

e

f

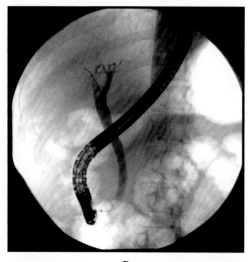
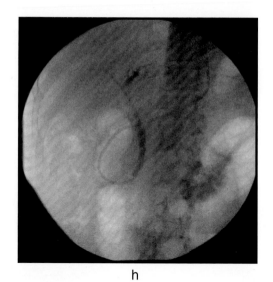

g   h

a.十二指肠乳头；b.EST；c.EST术后；d.拖石球囊；e.取石拖石术后；f.鼻胆引流管置入；g.胆管造影；h.鼻胆引流管置入术后。

图6-1-2　内镜下乳头括约肌切开术

术后情况：患者无腹痛、出血及穿孔症状，术后第二日复查血常规、血淀粉酶正常。

操作要点：①切开位置在乳头的11点方向。②避免"拉链式"切开。③避免无效切开。④切开的大小满足进一步操作治疗即可。

点评：内镜下乳头括约肌切开术于1974年问世，现已成为治疗胆管结石、胆道梗阻后内支架引流、预防胰腺炎等胆胰疾病的重要手段。内镜下乳头括约肌切开术适应证包括：①胆总管结石取石或碎石前的处理。②胆管狭窄、胆管炎导致阻塞性黄疸内镜下引流术前处理。③慢性胰腺炎及胰管结石内镜治疗术前处理。④经口胆道镜或胰管镜术前处理。

内镜下乳头括约肌切开术根据切开长度的不同可分为小切开（切开至帽状皱襞）、大切开（切开至乳头隆起上缘）、中切开（切开至帽状皱襞与乳头隆起上缘之间）。大切开出血及穿孔并发症较多，近年来因为机械碎石的广泛应用，中小切开已成为主流。

（李旭刚　雷宇峰）

第二节　内镜下乳头球囊扩张术

病例：内镜逆行胆管造影术+内镜下乳头括约肌切开术+内镜下乳头球囊扩张术+取石拖石术+内镜下鼻胆管引流术

简要病史：患者女性，75岁，因"腹痛1周"入院。既往有冠心病病史，冠脉支架置入术后。腹部CT示胆总管末端高密度结节灶（图6-2-1）。

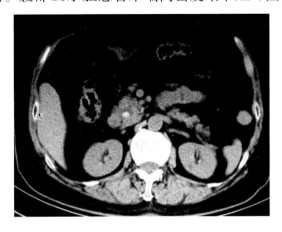

图6-2-1　腹部CT

术前诊断：胆总管结石。

治疗方式：内镜逆行胆管造影术+内镜下乳头括约肌切开术+内镜下乳头球囊扩张术（endoscopicnipple balloon dilatation,EPBD）+取石拖石术+内镜下鼻胆管引流术，术中所见及手术过程如图6-2-2所示。

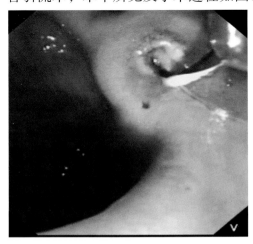

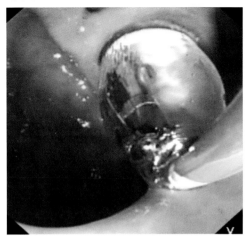

a　　　　　　　　　　　　　　b

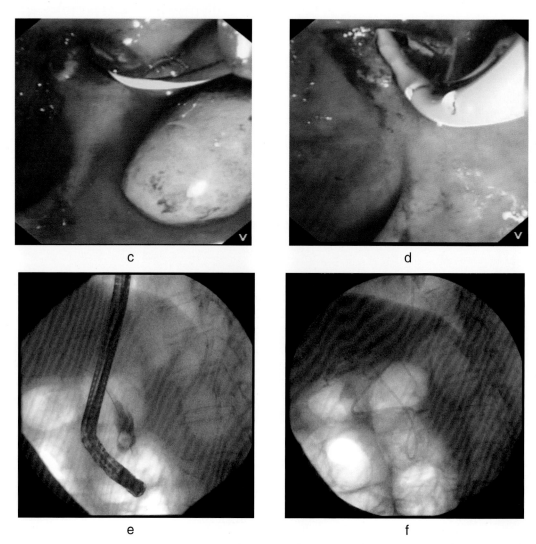

a.EST；b.EPBD；c.取石拖石术后；d.鼻胆引流管置入；e.胆管造影；f.鼻胆引流管置入术后。

图6-2-2　内镜下乳头球囊扩张术

术后情况：患者无腹痛、出血及穿孔症状，术后第二日复查血常规、血淀粉酶正常。6天后拔除鼻胆引流管出院。

操作要点：①扩张时应缓慢加压。②扩张大小最大不能超过胆管直径，一般满足治疗即可。③扩张时间为30秒。

点评：内镜下乳头球囊扩张术发明于20世纪90年代，相比于内镜下乳头括约肌切开术，其优点在于操作简便、出血穿孔等并发症的发生率较低，且可保留乳头括约肌的功能，缺点在于手术时间会相应延长，存在术后胰腺炎的风险。

内镜下乳头球囊扩张术适应证包括：①适用于总数少、最大径小于10 mm

的胆总管结石。②更适用于肝硬化或有凝血障碍的患者。③适用于乳头旁憩室、毕Ⅱ式术后、Roux-en-Y术后及行内镜下乳头括约肌切开术困难的患者。④适用于胆管狭窄、肝移植术后等需要保留乳头括约肌功能的患者。

（李旭刚　雷宇峰）

第三节　内镜下胆管结石取石＋碎石术（机械、激光、液电）

病例1：内镜逆行胆管造影术＋内镜下乳头括约肌切开术＋碎石取石术＋内镜下鼻胆管引流术

简要病史：患者，女，88岁，因"腹痛、发热伴皮肤巩膜黄染10余天"入院。既往有2型糖尿病。查体：右上腹压痛阳性，皮肤巩膜黄染，小便色深如浓茶样。腹部超声提示肝外胆管内多发高回声团块影。

术前诊断：胆总管多发结石。

治疗方式：内镜逆行胆管造影术＋内镜下乳头括约肌切开术＋碎石取石拖石术＋内镜下鼻胆管引流术，术中所见及手术过程如图6-3-1所示。

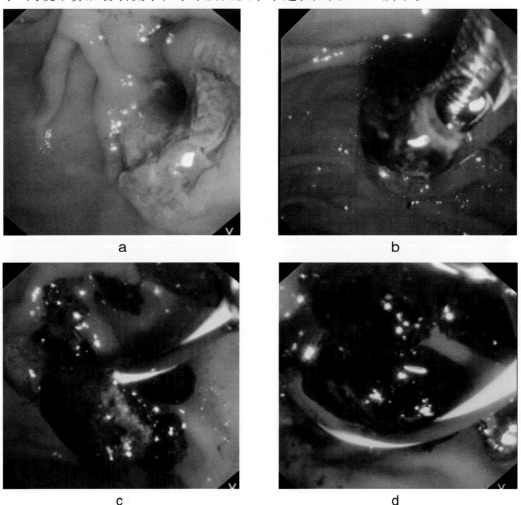

a　　　　　　　　　　　　　　b

c　　　　　　　　　　　　　　d

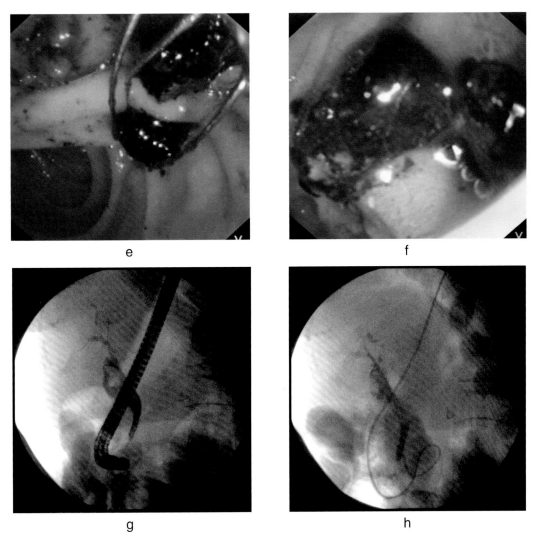

a.十二指肠乳头；b～f.碎石取石；g.胆管造影；h.鼻胆管置入术后。

图6-3-1 内镜下胆管结石取石+机械碎石

术后情况：患者无腹痛、出血及穿孔症状，术后复查血常规、血淀粉酶大致正常。

操作要点：①遵循"从下往上，从小到大"原则。②造影剂使用量要适当，以防过多的造影剂将结石冲入肝内。③碎石网篮应位于胆管最扩张的部位，在结石上方开启，回拉套取结石。④肝内胆管结石可用取石球囊将结石拖进胆总管，再行取石碎石。

点评：胆总管结石机械碎石取石根据结石的大小，方法略有不同，如下。

对于小于10 mm的结石，应先行乳头括约肌球囊扩张术，后行碎石器碎石，再取出结石，如是多发结石，应自下而上取石。

对于大于10 mm的结石，用碎石器碎石后分多次取出结石，拖石球囊清理微小结石残渣。

（李旭刚　雷宇峰）

病例2：内镜逆行胆管造影术+内镜下乳头括约肌切开术+内镜乳头球囊扩张术+spyglass胆道镜探查术

简要病史：患者，男，82岁，因"腹痛3月余"入院。

既往史：急性梗阻性化脓性胆管炎胆管塑料支架置入术后3个月，冠心病、冠脉支架置入术后，高血压3级（很高危组）。

术前诊断：胆总管多发结石、Mirizzi综合征、胆管支架置入术后。

治疗方式：内镜逆行胆管造影术+内镜下乳头括约肌切开术+内镜乳头球囊扩张术+spyglass胆道镜探查术+钬激光碎石+取石拖石术+内镜下鼻胆管引流术，术中所见及手术过程如图6-3-2所示。

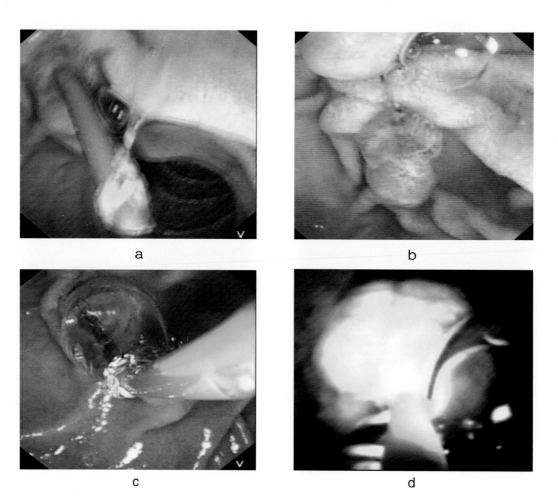

a

b

c

d

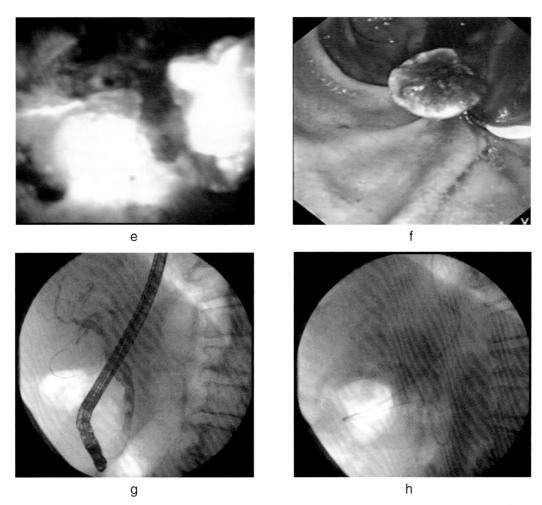

a、b.十二指肠乳头；c.球囊扩张；d、e.激光取石；f.取石拖石；g.胆管造影；h.鼻胆引流管置入术后。

图6-3-2　内镜下胆管结石取石+激光碎石

术后情况：患者术后4 h及第二天复查血常规、血淀粉酶大致正常，无出血及穿孔等并发症。

操作要点：①适用于大于2 cm的结石。②若在非直视下操作，有损伤胆管壁及碎石不完全的风险，因此应在直视下操作，使激光探头对准结石，并随时冲洗保持视野清晰。③术后留置鼻胆管。

点评：钬激光碎石曾被广泛应用于输尿管结石，近年来在治疗胆道结石中的应用也日渐增多，钬激光具有效率高、碎石快的特点，可以根据结石的硬度、大小调整激光频率及输出的能量。并发症主要是出血及胆管损伤，因钬激光工作中会产热，所以应避免长时间同一位点的持续工作。

（李旭刚　雷宇峰）

病例3：ERCP下经口胆道镜搭载激光碎石+取石术

简要病史：患者，女，23岁，因"皮肤、巩膜黄染14天"入院。

辅助检查：MRI提示右前支胆管结石嵌顿伴上游胆管扩张，余肝内外胆管未见扩张（图6-3-3）。

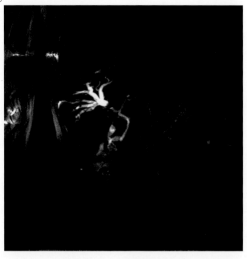

图6-3-3　MRI

治疗方式：ERCP下经口胆道镜搭载激光碎石、取石，放置胆道引流，手术过程如图6-3-4所示。

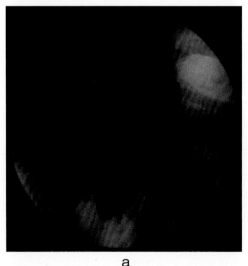

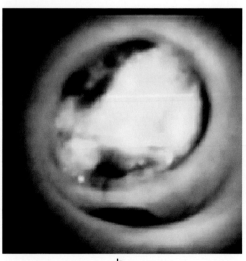

a

b

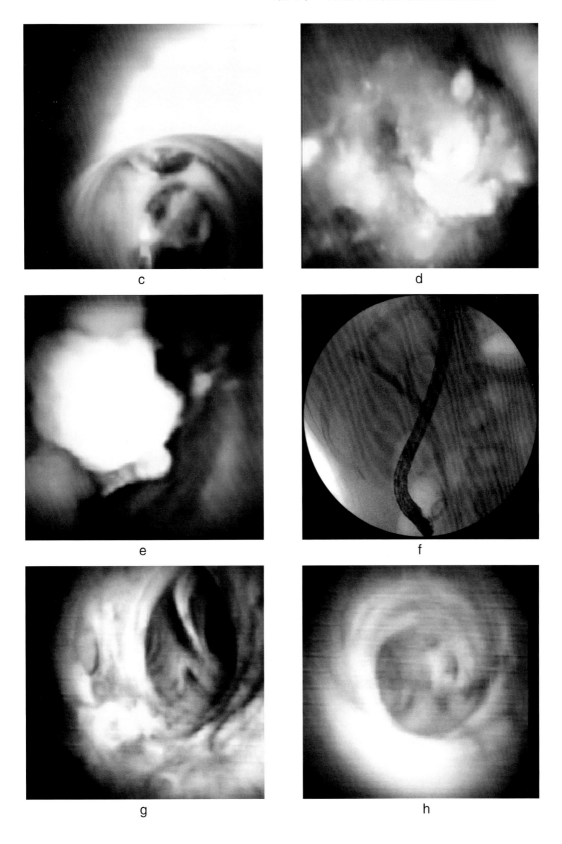

c

d

e

f

g

h

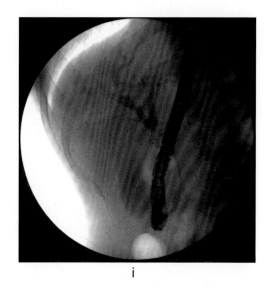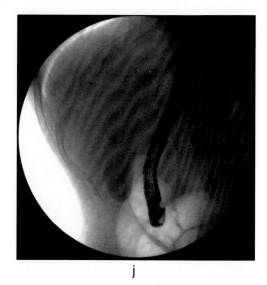

i　　　　　　　　　　　　　　j

a.插入经口胆道镜；b.目视右前支嵌顿结石；c.激光光纤瞄准结石；d.直视下激光碎石；e.结石被粉碎；f.透视下经口胆道镜进入嵌顿结石后方胆管；g.原嵌顿结石处胆管；h.结石取尽后肝内胆管；i.取石球囊取尽结石；j.放置鼻胆管至右前支胆管。

图6-3-4　胆管结石的ERCP治疗

术后情况：患者胆红素下降至正常出院，1个月后复查MRI，无结石残留，扩张胆管回缩良好（图6-3-5）。

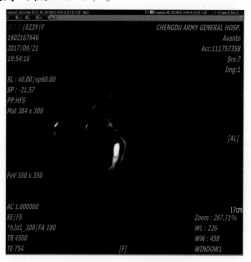

图6-3-5　复查MRI

经口胆道镜碎石操作要点：注意十二指肠镜与经口胆道镜之间的相互影响，必要时可以锁定十二指肠镜旋钮，轻柔调节经口胆道镜旋钮。预装碎石线缆后再进行经口胆道镜操作。操作过程中注意控制注入的液体压力。直视观察或碎石前需要充分进行液体胆汁交换，避免气液平干扰。碎石时建议采用大功率、低频次模式，狙击式碎石。激光或液电在电解质液中碎石效率更高。

点评：ERCP是肝外胆管结石的一线治疗方式，常规方式EST以及EPBD/EPLBD搭配取石网篮、碎石网篮、取石球囊可以完成大部分肝外胆管结石的治疗。对于巨大结石（直径＞1.5 cm）、嵌顿结石、胆囊管结石、Mirrizi综合征、肝内胆管结石等需要采用经口胆道镜、体外冲击波碎石等方式。经口胆道镜搭载激光或液电碎石应用比较广泛。

如对此病例行胆总管探查术，切开并不扩张的胆总管有术后瘢痕狭窄的风险，长期留置T管支撑又会严重影响患者生活质量，如行肝脏部分切除则创伤较大。经口胆道镜评估未见该患者肝内胆管狭窄，故决定采用ERCP治疗。经口胆道镜搭载直视下碎石仪器使ERCP的治疗范围扩大，可以使某些患者在近乎无创的情况下达到既往需要中大型外科手术才能达到的效果。

（刘丹青）

第四节　内镜下胰管结石取石术

病例：内镜逆行胰管造影术+内镜下乳头括约肌切开术+取石拖石术+内镜下胰胆管支架引流术

简要病史：患者，女，25岁，因"腹痛1天"入院。

既往史：2009年至2017年多次因慢性胰腺炎急性发作、胰管结石行ERCP胰管取石及胰管支架置入术。

实验室检查：WBC 10.9×10^9/L，NEUT 79.4%，AMY 366.3 U/L，CPR 46mg/L。

影像学检查：MRCP提示慢性胰腺炎伴胰管扩张，胰头部胰管内异常信号影，考虑结石。超声内镜检查提示胰管多发结石。

术前诊断：胰管多发结石、胰管扩张。

治疗方式：内镜逆行胰管造影术+内镜下乳头括约肌切开术+取石拖石术+内镜下胰胆管支架引流术，手术过程如图6-4-1所示。

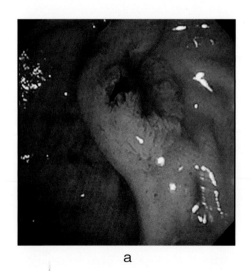
a

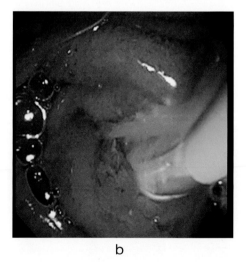
b

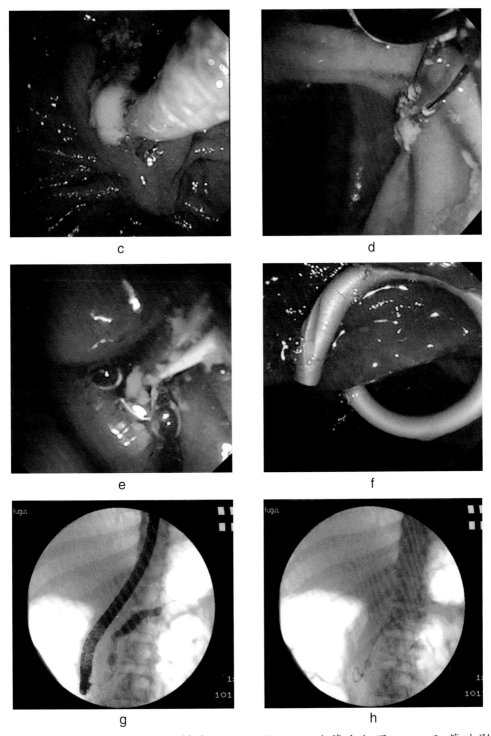

c　　　　　　　　　　　　d

e　　　　　　　　　　　　f

g　　　　　　　　　　　　h

a.十二指肠乳头；b.胰液排出；c～e.取石；f.胰管支架置入；g.胆管造影；h.胰管支架置入术后。

图6-4-1　内镜下胰管结石取石术

术后情况：患者术后2天无明显腹痛及不适，进食后无不适，血淀粉酶降至41.9 U/L。

操作要点：①适用于无胰管狭窄患者及胰腺分裂症相关结石。②可使用球囊或网篮进行取石，操作同胆管结石。③若胰管结石较大不易取石可行ERPD及体外冲击波碎石后，再行取石。

点评：内镜下胰管结石取石术适应证为主胰管结石及伴有腹痛者。取石方法视具体情况而定：对于小于5 mm的结石多先行内镜下乳头括约肌切开术再行取石网篮取石；对于大于5 mm的结石可先行体外冲击波碎石后再行取石；对于主胰管狭窄的患者可先行球囊扩张或支架置入后再行取石。内镜下胰管取石术术后管理及并发症与内镜下胆管取石术大致相同，重点在于术后胰腺炎的预防与抗感染治疗。

（李旭刚　雷宇峰）

第五节　内镜下胆管塑料支架置入术

病例：内镜下逆行胰胆管造影术+内镜下胆管塑料支架置入术

简要病史：患者，女，71岁，因"皮肤巩膜黄染10天"入院。

查体：皮肤巩膜黄染。

辅助检查：肝功ALT 191U/L、AST 208U/L、TBIL 134.1 μmol/L、DBIL 105.4μmol/L；肿瘤标志物 CA199 1134 U/mL。腹部彩超示肝门部实性占位；MRCP示肝门部未显影，占位可能，肝内胆管扩张；超声内镜示肝门部胆管内探及不规则低回声团块，与胆管壁分界不清（图6-5-1）。

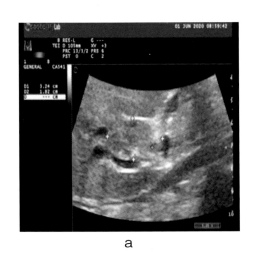
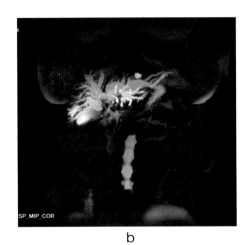

a

b

c

a.彩超；b.MRCP；c.EUS：肝门部胆管占位。

图6-5-1　超声内镜

术前诊断：阻塞性黄疸、肝门部胆管占位（癌可能）。

治疗方式：内镜下逆行胰胆管造影术+内镜下胆管塑料支架置入术（endoscopic retrograde biliary drainage,ERBD），双支架，手术过程如图6-5-2所示。

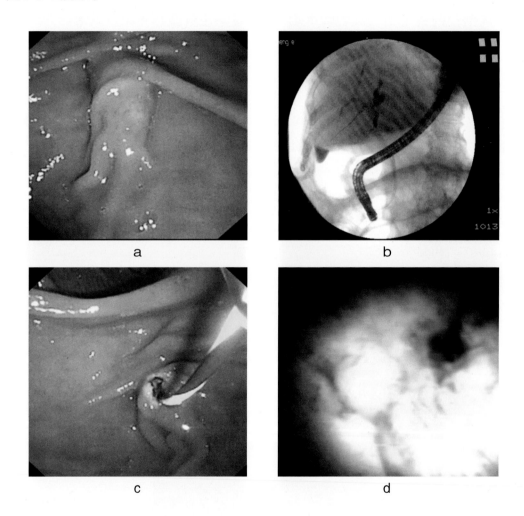

a

b

c

d

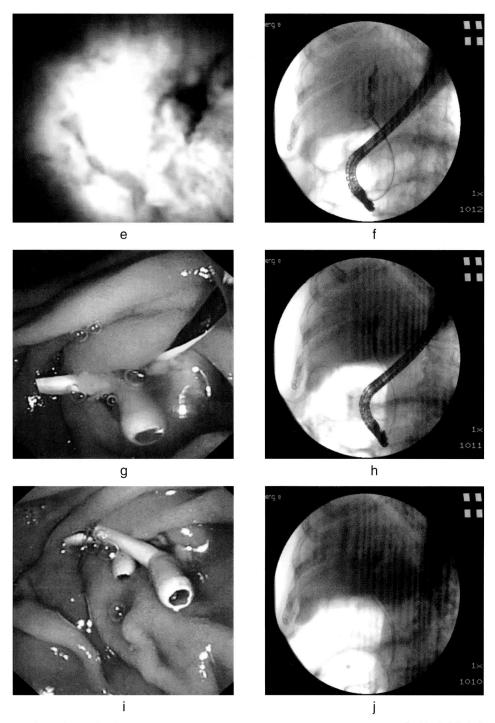

e

f

g

h

i

j

　　a.十二指肠乳头；b.ERC；c.EST后；d～e.SpyGlass：肝门部菜花样隆起；f.SpyGlass直视下取活检；g.置入第一枚胆管塑料支架；h.ERBD后；i.置入第二枚胆管塑料支架；j.ERBD（双）后。

图6-5-2　内镜下胆管塑料支架置入术

术后情况：患者无腹痛、出血症状，术后第1天化验血常规、血淀粉酶正常。病理示肝门部胆管中分化腺癌（图6-5-3）。术后黄疸逐渐减退，术后5天复查肝功 ALT 56 U/L、AST 54 U/L、TBIL 46.2 μmol/L、DBIL 37.2 μmol/L，好转出院，嘱其3个月后复查。

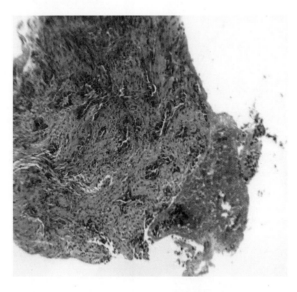

图6-5-3　病理示：肝门部胆管中分化腺癌

操作要点：胆总管梗阻者造影后，插入导丝并通过狭窄处，留置导丝，循导丝插入支架及相应的推送器，依靠大旋钮及抬钳器的力量逐渐将支架送入胆道，而末端侧翼以下的支架端留在十二指肠乳头外，用推送器顶住支架，拉出导丝，然后退出推送器。肝门部梗阻者，一般将支架置入右肝内，以引流绝大部分的胆汁；若有可能左、右肝管各置入一支架，引流效果更佳。具体操作：先置入一导丝通过狭窄部，进入一肝管内，然后再插入一导丝进入另一肝管内，最后分别循导丝置入支架，必要时可在置入第二枚支架前行狭窄段探条扩张术。

点评：内镜置入塑料胆管支架引流术（ERBD）是内镜治疗胆管狭窄的常用方式。支架通常采用聚乙烯等材料制成，外径5～12 Fr，长度3～12 cm，根据病变范围及位置选用，近端放置在狭窄段以上，远端通常留在十二指肠乳头外。ERBD适用于良恶性胆管狭窄引流，也可通过单根或多根支架进行引流或支撑治疗。然而，对于高位肝内胆管梗阻的病例，如引流区域非常有限时应慎用ERBD，否则可能导致严重胆道感染。ERBD除了可能发生ERCP并发症外，尚可能发生支架阻塞、移位、断裂及支架导致的肠道损伤等。一般塑料胆道支架的平均通畅期在3~6个月。塑料支架一旦发生阻塞，应考虑及时更换，有条件者也可每3~6个月定期更换。

（赵文婕　雷宇峰）

第六节 内镜下胆管金属支架置入术

病例：EUS-FNA+ERC+内镜下胆管金属支架置入术

简要病史：患者，男，78岁，因"腹部疼痛3个月"入院。

既往史：2型糖尿病10余年，皮下注射胰岛素治疗。

体格检查：中上腹压痛阳性。

辅助检查：肝功 ALT 291 U/L、AST 208 U/L、TBIL 84.1 μmol/L、DBIL 65.4μmol/L；肿瘤标志物 CA199 816 U/mL；腹部增强CT示胰腺体尾部占位（胰腺癌可能）并腹膜后淋巴结转移，肝脏多发转移（图6-6-1）。MRCP示胆总管下段异常信号影，占位性病变可能；肝实质内多发异常信号影，转移瘤可能（图6-6-2）。

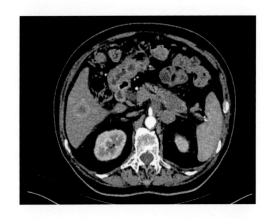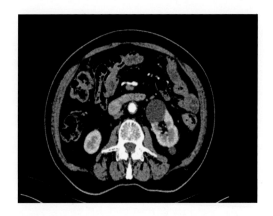

图6-6-1 CT

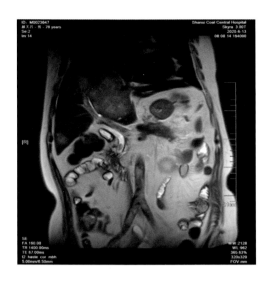
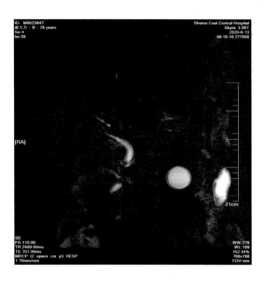

图6-6-2 MRCP

术前诊断：胰腺占位（癌可能）、肝脏多发转移、腹膜后多发淋巴结转移。

治疗方式：EUS-FNA+ERC+内镜下胆管金属支架置入术(endoscopic metalbiliary endoprosthesis,EMBE)，手术过程如图6-6-3所示。

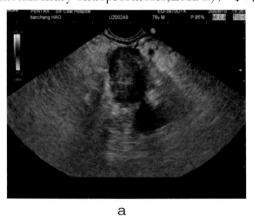

a

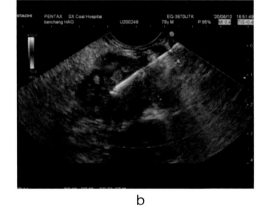

b

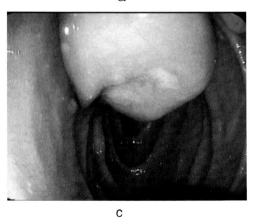

c

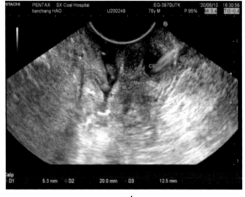

d

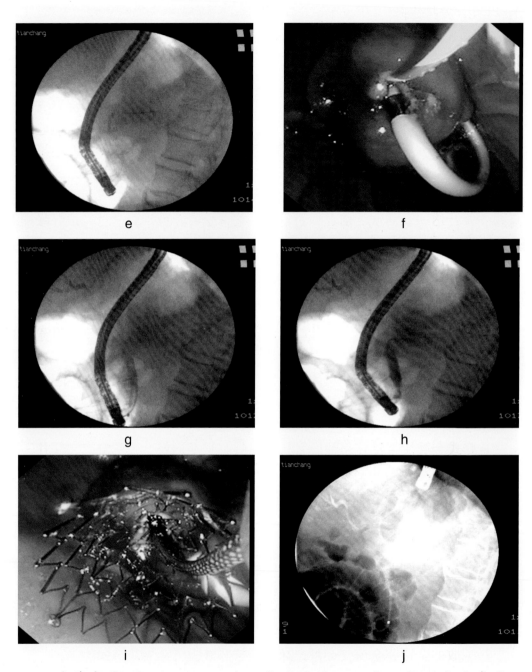

a.胰腺占位；b.FNA；c.十二指肠乳头；d.十二指肠乳头占位；e.ERP；f.置入胰管支架；g.ERPD后；h. ERC；i.置入胆管金属支架；j.ERP+EMBE后。

图6-6-3　内镜下胆管金属支架置入术（EMBE）

术后情况：患者无腹痛、出血症状，术后第1天化验血常规、血淀粉酶正常。3天后复查肝功 ALT 142 U/L、AST 155 U/L、TBIL 42.1 μmol/L、DBIL

31.4 U/L，安排出院。

操作要点：将装有金属支架的推送管沿导丝从内镜通道送入，至内镜抬举器时放下抬举器，推出推送管，再将抬举器上抬，借助抬举器将推送管逐步推入胆管内。于X光透视下将支架推至预定位置后，助手释放支架推送管与外套管的连接，在保持推送管位置不变的同时，后退支架外套，缓慢将金属支架释放，直至支架完全张开后小心地将支架推送管、外套管及导丝退出内镜通道，吸引胃肠内积气后退出内镜。支架部分张开后如位置过高，可将整套系统下拉而调整支架头端的位置。但部分张开的支架没法再向上方推进，此点应予注意。释放支架前应将支架头端处于宁高莫低的位置，以留有调节的余地。一些支架在张开达一定的限度前，通过回拉支架推送管和前推外套管将部分张开的金属支架缩回至套管内，调整时较为方便。

点评：自膨式金属胆道支架主要用于无法根治性切除的恶性胆管狭窄或梗阻的治疗。对于胆管内癌栓或腔内浸润性生长的肿瘤，由于容易发生支架内生长阻塞，治疗效果较差，应慎用；高位胆道梗阻，肝内2级以上分支已经受侵，也不宜留置金属支架；良性胆道狭窄一般不宜行非覆膜金属支架引流。非覆膜或部分覆膜自膨式金属支架在放置一定时间后，活性组织可通过网眼长入支架腔内并可能导致支架被包埋，从而使其无法经内镜下拔除。良性胆管狭窄放置覆膜自膨式金属支架能防止组织长入支架内部或包埋支架，治疗成功后也易于从胆管内取出。

自膨式金属支架治疗恶性胆管狭窄，具有长期通畅、高引流率、低并发症的特点。一项最新的Meta分析研究认为：与塑料支架对比，金属支架在治疗恶性肝外胆管梗阻方面具有更持久的通畅率和更长的生存时间。

支架的长度选择应根据病变的长度及其部位决定，支架两端应适度超出狭窄段。

自膨式金属胆道支架置入术前行括约肌切开术是可行和安全的，且不会增加ERCP术后胰腺炎和严重出血的风险。

覆膜金属支架只能用于胆管中下段肿瘤的治疗，不能用于肝门区或肝内肿瘤的引流，合并胆囊肿大的患者慎用覆膜支架，以免胆囊管梗阻引发胆囊感染。可回收的全覆膜金属支架可选择性用于肝外胆管良性狭窄的治疗。

金属支架治疗的并发症有：支架阻塞、由肿瘤组织长入、超出支架或坏死组织阻塞等引起；支架端部损伤肠壁或胆管壁；长期支架留置会导致胆泥沉积及结石形成；覆膜支架可发生移位或滑脱。

（赵文婕 雷宇峰）

第七节　内镜下副乳头括约肌切开+支架置入术

病例：ERP+内镜下副乳头切开术+ERPD

简要病史：患者，男，21岁，因"反复上腹部胀痛7月余"入院。

体格检查：皮肤巩膜无黄染，中上腹轻压痛，无反跳痛。

辅助检查：肝功ALT 11 U/L、AST 20 U/L、TBIL 11.5 μmol/L、DBIL 4.5 μmol/L；血淀粉酶265 U/L（35～135）。腹部增强CT未见明显异常（图6-7-1）。MRCP示胰头区胰管形状不规则，呈分支样走行（图6-7-2）。

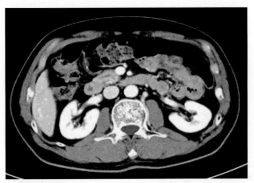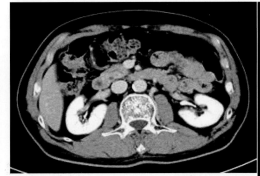

图6-7-1　CT

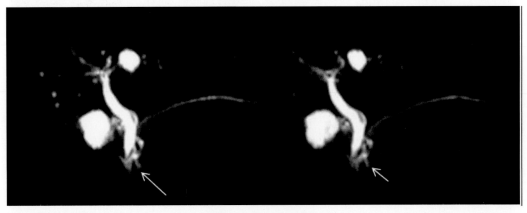

图6-7-2　MRCP

术前诊断：急性胰腺炎、胰腺分裂症。

治疗方式：ERP+内镜下副乳头切开术(minor papilla endoscopic sphincterotomy,MiES)+ERPD，手术过程如图6-7-3所示。

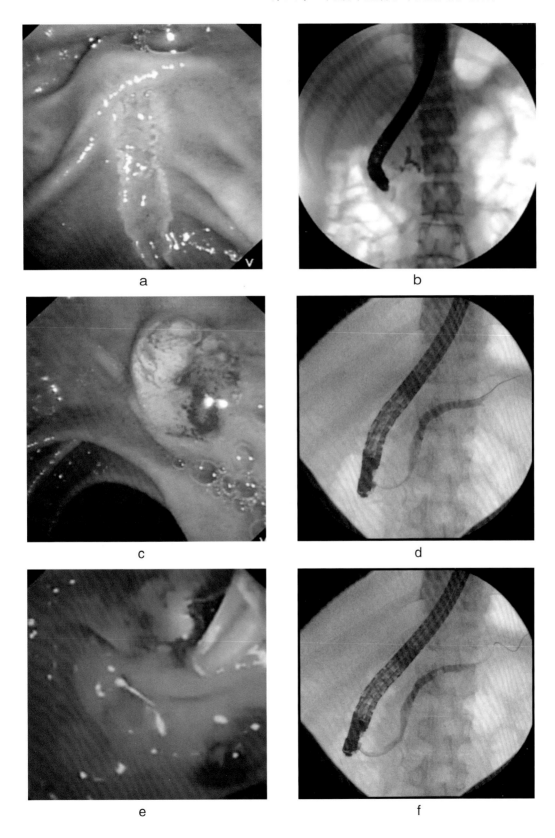

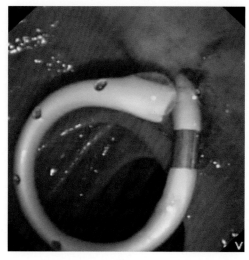
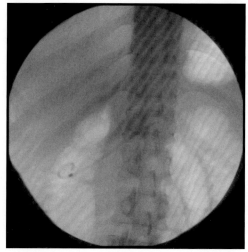

g   h

a.主乳头；b.主乳头插管ERP；c.副乳头；d.副乳头插管ERP；e.MiES；f.拖石球囊清理胰管；g.ERPD；h.ERPD后。

图6-7-3 内镜下胰管结石取石术

术后情况：患者无腹痛、出血症状，术后第1天化验血常规、血淀粉酶正常，患者腹痛缓解，术后第3天出院，嘱其3个月复查，必要时可更换胰管支架。

操作要点：导丝通过十二指肠主乳头插管成功，造影提示导丝走向为胰管方向，导丝头端只能进入钩突支方向。考虑胰腺分裂，决定从副乳头插管，应用长镜身，将切开刀塑形、并调整轴向，插管成功。

点评：胰腺分裂症是胰管发育过程中最常见的先天性变异，由胚胎发育过程中主副胰管融合失败所致，在人群中的发病率约10%（1%～14%）。该变异致大部分的胰液由副胰管通过副乳头排出，而主胰管仅引流胰头的少量胰液并由主乳头排出。MRCP是诊断PD的重要手段，可较清楚显示胰胆管形态结构。当PD存在副乳头狭窄致副胰管胰液排出受阻时可发生胰腺炎，对于症状性PD患者，需积极治疗，治疗方法主要有内镜治疗与外科手术。内镜下逆行胰管造影术是目前公认的诊断PD的金标准，同时还可行内镜下括约肌切开术、副胰管支架置入术及内镜下副乳头扩张术以及上述的联合治疗。

内镜下副乳头括约肌切开术主要有两种，针刀括约肌切开术和牵拉型括约肌切开术，1978年首次报道后应用于临床，研究发现MiES术后，患者疼痛程度、镇痛药物使用量及住院次数有显著改善，术后生活质量明显提高。两种MiES技术效果相似，内镜医师可根据习惯选择。MiES并发症以轻型胰腺炎、副乳头狭窄多见，狭窄则可考虑再行MiES。

内镜下副胰管支架置入术（endosapic dorsalduct stent insertion,EDSi）是指

内镜下经副乳头于副胰管内置入支架进而解除胰管内的高压状态，达到治疗症状性PD的目的。该患者在MiES基础上联合EDSi，解除了副胰管的高压状态，同时避免了MiES术后常见的副乳头再狭窄。但是，EDSi存在支架相关的胰管炎性结构改变的风险，需要进一步研究最佳的支架放置及拔除时间，并做到个体化治疗。

（赵文婕　雷宇峰）

第八节　内镜下鼻胆管引流术

病例：急诊ERCP+ENBD

简要病史：患者，女，62岁，因"间断腹痛1个月，加重伴发热1天"入院。

既往史：胆囊切除术后。

体格检查：中上腹压痛阳性，无反跳痛。

辅助检查：血常规 WBC 19.4×10^9/L、NEUT 95.5%；血淀粉酶正常。腹部彩超示胆总管结石伴肝外胆管扩张。

术前诊断：急性化脓性胆管炎、胆总管结石。

治疗方式：急诊ERCP+ENBD，手术过程如图6-8-1所示。

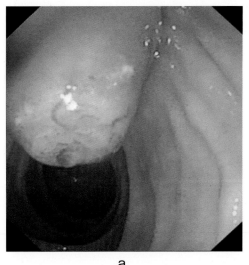
a

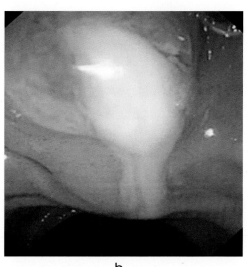
b

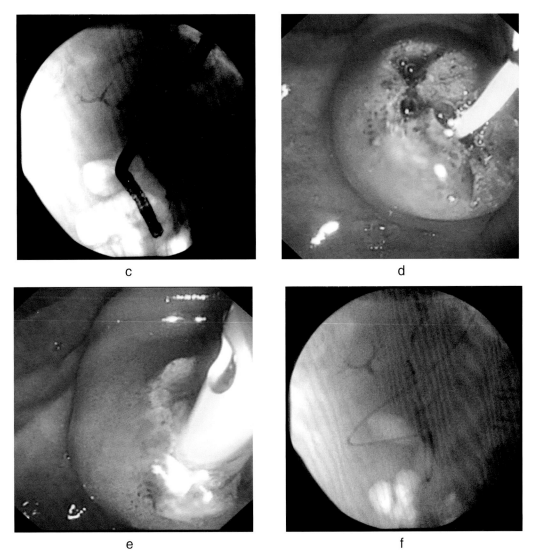

a.十二指肠乳头；b.脓性胆汁自乳头口排出；c.ERC；d.EST；e.ENBD；f.ENBD后。

图6-8-1　内镜下鼻胆管引流术

术后情况：患者腹痛、发热症状缓解，术后第3天复查血常规接近正常；术后1周再次行ERCP取石。

操作要点：①造影发现胆道梗阻后应尽可能将造影导管插至梗阻以上胆管，在未能通过梗阻段之前，切忌向胆道内注射过多造影剂，以免增加胆道内压力，诱发胆管炎和脓毒血症的发生；即使导管已达到梗阻以上的胆系，也最好先尽量抽出部分淤积的胆汁，然后注射造影剂。②运用导丝前端的特性尽可能选择胆管增粗显著、引流胆系最丰富的胆管进行引流，以获得最佳引流效果。对于胆瘘患者，肝外胆管引流部位应在瘘口以上；肝内胆管引流部位应尽可能接近瘘口的胆管，以获得最佳减压效果。

点评：内镜下鼻胆管引流术的适应证包括：①急性化脓性梗阻性胆管炎，既用于胆管炎的减压引流，也可用于预防ERCP术后胆管炎的发生。②原发或继发性肿瘤所致的胆道梗阻。③胆管结石所致的胆管梗阻，也用于胆总管结石嵌顿。④胆源性胰腺炎。⑤胆管良性狭窄。⑥创伤性或医源性胆瘘。⑦硬化性胆管炎，可在胆管引流的同时进行类固醇激素等药物灌注。⑧其他用途，如胆石的溶石治疗、体外冲击波碎石、胆管癌的腔内放疗、肝胆系功能检测。

（赵文婕　雷宇峰）

第九节　内镜下胆管内超声检查术

病例：内镜下逆行胰胆造影术+胆道内超声检查术

简要病史：患者，女，68岁，因"间断腹痛半年"入院。

辅助检查：MRCP示肝内外胆管扩张、胰管扩张（图6-9-1a）；CT示壶腹软组织病变，肝内外胆管及胰管扩张（图6-9-1b）。胃镜检查示乳头上方可见一隆起，表面光滑，有桥形皱襞（图6-9-2）。超声内镜示十二指肠壶腹部胰胆管共同段内探及一低回声团块（图6-9-3）。

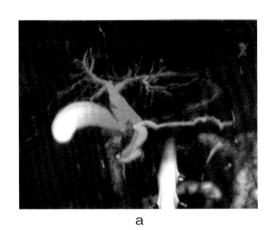
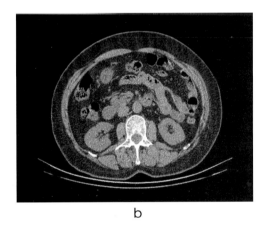

a   b

a.MRCP；b. CT。

图6-9-1　辅助检查

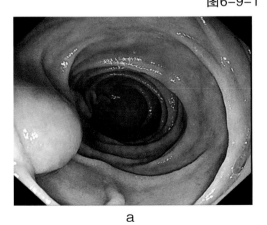
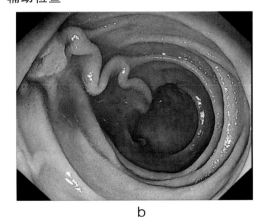

a   b

a.十二指肠降部；b. 十二指肠乳头。

图6-9-2　胃镜

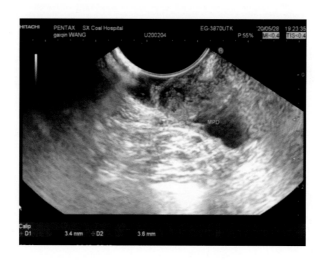

图6-9-3　超声内镜（壶腹部）

术前诊断：胆总管末端隆起。

治疗方式：行内镜下逆行胰胆造影术+胆道内超声检查术(intrabile duct ultrasound,IDUS)，手术过程如图6-9-4所示。

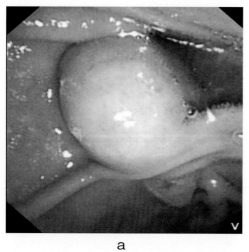

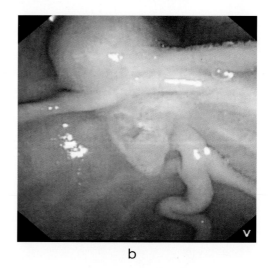

a　　　　　　　　　　　　　　　　b

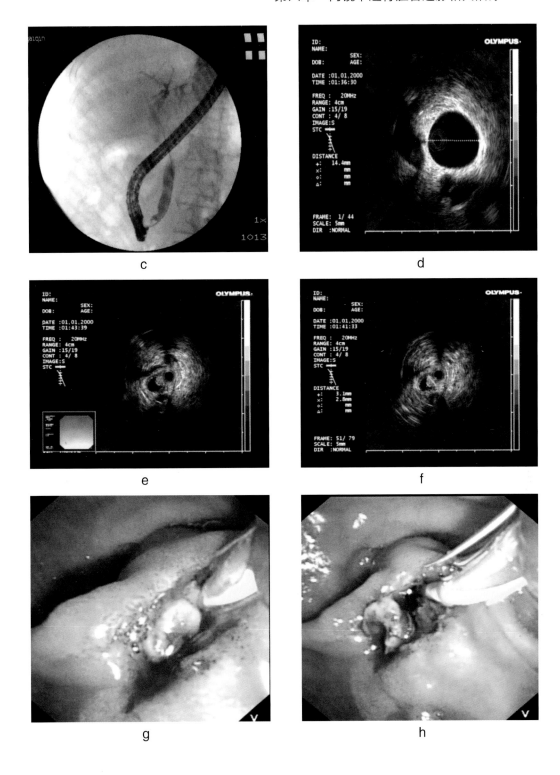

c

d

e

f

g

h

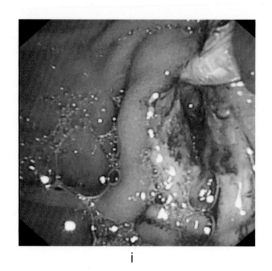
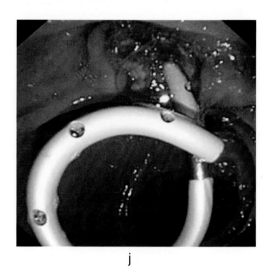

i   j

a～b.十二指肠乳头；c.造影；d～f.IDUS；g～h.EST；i.腺瘤切除后；j.ERPD。

图6-9-4　内镜下胆管内超声检查术

术后情况：患者无腹痛、出血症状，复查血常规、血淀粉酶正常。病理结果显示胆总管末端管状腺瘤，部分腺体高级别异型增生，局灶癌变，基底及切缘阴性（图6-9-5）。术后5天出院，嘱其3个月后复查。

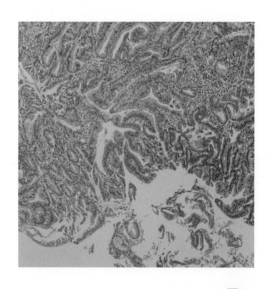
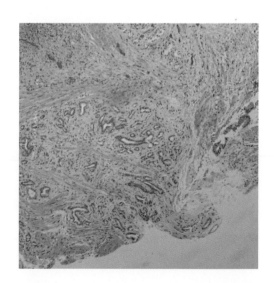

图6-9-5　病理

操作要点：①胆管插管成功后，留置导丝，循导丝置入探头至胆管内，自上而下行胆管内扫查。②IDUS前尽量不要做乳头括约肌切开，这可保证胆管内胆汁充盈，同时减少气体干扰。③IDUS过程中尽量避免使用抬钳器。

点评：肝外胆管扩张合并胰管扩张的病例，需警惕十二指肠壶腹部病变，术前进行MRCP、CT、超声内镜等检查有助于病变的判断，术中行IDUS也具有十分重要的意义，对治疗起决定性的作用。

胆管内超声检查术（IDUS）是经皮或经十二指肠镜在ERCP引导下将微型的超声探头沿导丝插入胆管内进行实时的超声扫描，以获取胆管管腔内、管壁内及壁外邻近脏器的超声图像而明确病变诊断的技术。对于胆管内隆起性病变，IDUS可以明确病变性质，对于胆管狭窄，IDUS可以进行良恶性鉴别，本病例通过IDUS明确了隆起的大小、性质、周围情况，指导了下一步治疗，取得了良好的临床效果。IDUS检查前，应尽量避免切开乳头，保留胆汁，避免气体干扰，对于胆总管末端病变，应尽量使抬钳器保持松弛状态，避免伪影的形成。

（王选桐　雷宇峰）

第十节   内镜下胆管射频消融术

病例：ERCP+胆管射频消融术

简要病史：患者，男，78岁，因"皮肤巩膜黄染10天"入院。

既往史：半年前因胆总管癌行胆管金属支架（裸）置入术。

体格检查：轻度贫血，皮肤巩膜黄染，余未见异常。

辅助检查：HGB 92 g/L，ALT 332 U/L，AST 136 U/L，TBIL246 μmol/L，DBIL 184 μmol/L，ALP 546 U/L，GGT 773 U/L，CA199 674 U/L，CEA 5.48 ng/mL。

术前诊断：阻塞性黄疸、胆管癌胆管金属支架置入术后。

治疗方式：ERCP+胆管射频消融术，手术过程如图6-10-1所示。

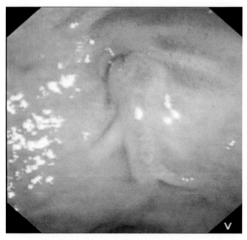

a

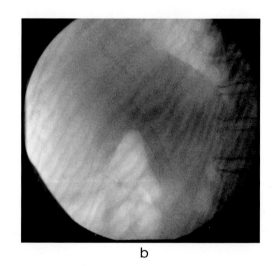

b

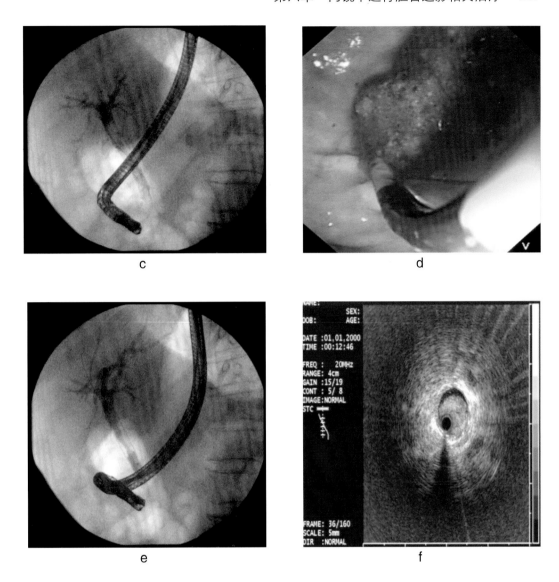

c

d

e

f

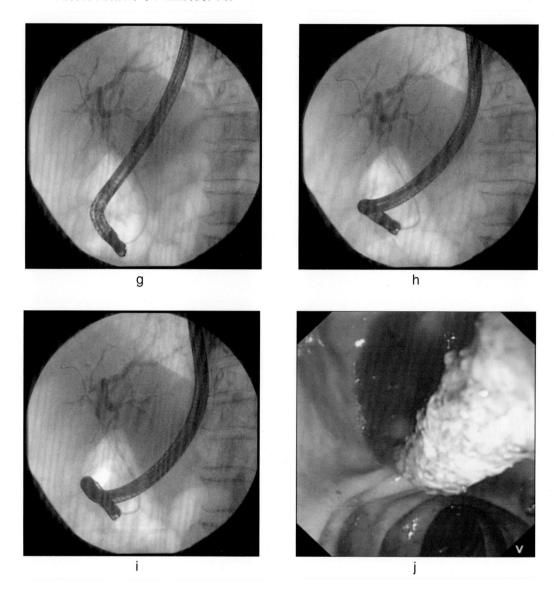

g

h

i

j

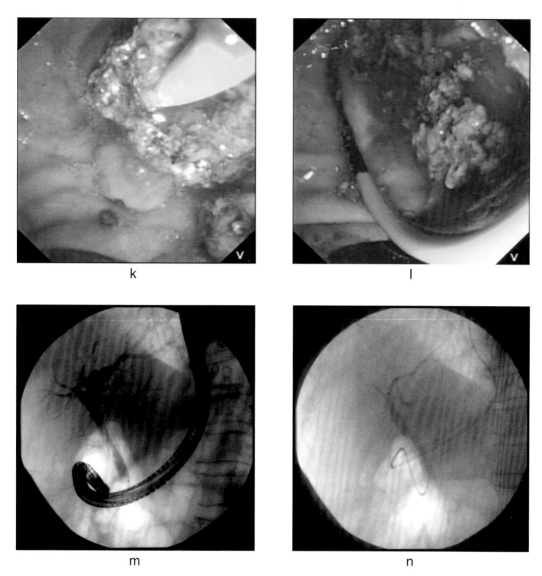

a.十二指肠乳头；b.术前透视；c.ERCP；d.球囊清理胆道；e.再次ERCP；f.IDUS；g~i.射频消融；j.射频消融头端；k~l.球囊清理；m.射频消融后造影；n.ENBD。

图6-10-1　内镜下胆管射频消融术

术后情况：患者无腹痛、出血症状，复查血常规、血淀粉酶正常。3天后复查TBIL 104 μmol/L，夹闭鼻胆管后3天复查TBIL 68 μmol/L，拔除鼻胆管出院。

操作要点：①插管成功后循导丝置入射频消融导管。②X光监视下将射频导管放至梗阻部位。③操作时注意功率和时间的控制。④梗阻部位较长的可分段依次治疗。⑤治疗后放置支架或鼻胆管观察效果。

点评：胆管射频消融术是通过高频交流电磁波产生的射频能量，使电极附近细胞内的物质快速振荡（离子搅动），引起摩擦加热，该热量在电极针邻近的组织上传递扩散，从而导致细胞死亡的一种技术，是对无法进行外科手术治疗的胆管恶性肿瘤的一种姑息性治疗，基本功率8～10瓦特，消融90～120秒，根据肿瘤长度可以行多次消融。本病例为胆管癌金属支架置入术后，通过射频消融延长支架通畅期，达到了良好的临床效果。

（王选桐　雷宇峰）

第十一节　内镜下十二指肠乳头腺瘤切除术

病例：内镜下十二指肠乳头腺瘤切除术

简要病史：患者，男，52岁，因"间断腹部不适1个月"入院。

辅助检查：MRCP、CT未见明显异常。胃镜检查示十二指肠乳头黏膜粗糙充血（图6-11-1）。病理检查结果示十二指肠乳头黏膜慢性炎，部分腺上皮低级别上皮内瘤变，灶状高级别上皮内瘤变。超声内镜示十二指肠乳头低回声团块，胆胰管未见扩张（图6-11-2）。

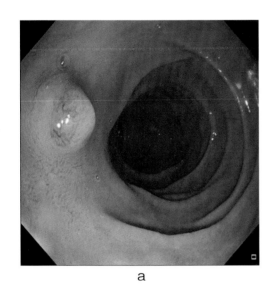
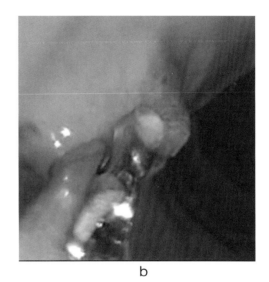

a　　　　　　　　　　　b

a.十二指肠乳头；b.取活检。

图6-11-1　胃镜

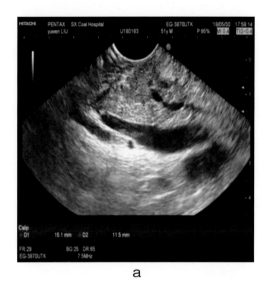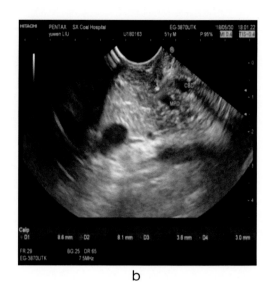

a　　　　　　　　　　　　　　　b

图6-11-2　超声内镜

术前诊断：十二指肠乳头腺瘤。

治疗方式：十二指肠乳头腺瘤切除术，手术过程如图6-11-3所示。

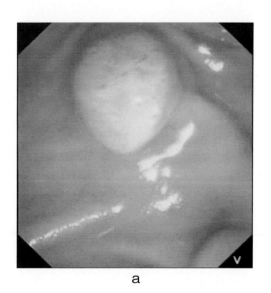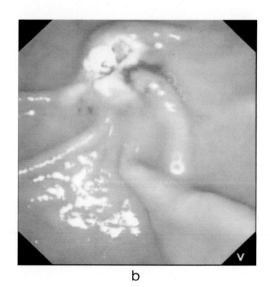

a　　　　　　　　　　　　　　　b

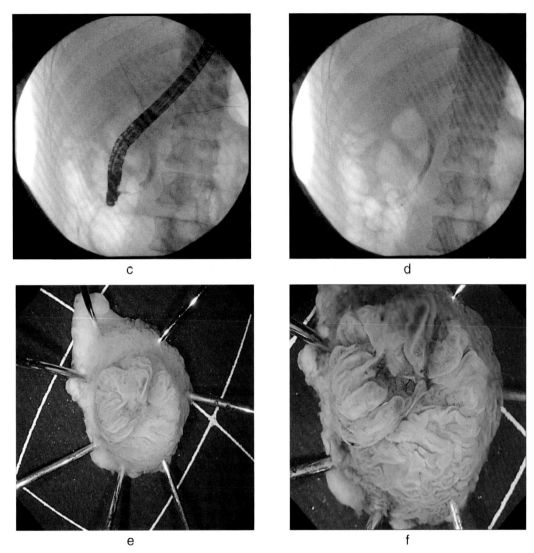

a.十二指肠乳头；b.腺瘤切除后；c.ERCP；d.ERBD+ERPD；e.标本；
f. NBI观察。

图6-11-3　内镜下十二指肠乳头腺瘤切除术

术后情况：患者无腹痛、出血症状，复查血常规、血淀粉酶正常。病理结果显示十二指肠乳头绒毛状管状腺瘤，切缘及基底阴性。3天后出院，术后3个月复查拔除胆胰管支架，十二指肠乳头未见异常，术后1年复查胆胰管开口处未见狭窄，十二指肠乳头未见异常。术后情况如图6-11-4所示。

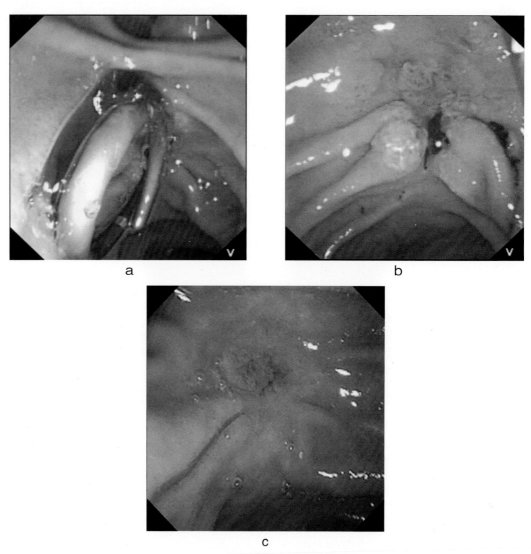

a～b.术后3个月；c.术后1年。

图6-11-4 术后情况

操作要点：①术前评估是否有胆胰管内生长。②术中做到全瘤切除，创面出血者给予充分止血。③术后可放置胆胰管支架预防并发症，并做好定期随访。

点评：十二指肠乳头腺瘤发病隐匿，多为胃镜下活检证实，无明显临床症状，因出现黄疸等症状就诊者，大多需要手术治疗，行内镜下十二指肠乳头腺瘤切除术前需谨慎评估，出现胆胰管内生长是内镜下切除的禁忌证，切除时尽可能完整切除，根据病理决定是否需要进一步治疗，常见的并发症有出血、穿孔、胰腺炎、胆管炎、乳头部狭窄等，可通过放置胆胰管支架预防胰腺炎、胆管炎的发生，如胆汁排出通畅可暂不行支架置入。本病例通过胃镜下活检明确了十二指肠乳头腺瘤诊断，超声内镜检查未发现胆胰管内生长，行内镜下切除后病理证实达治愈性切除，临床随访未发生近期及远期并发症，临床效果较好，目前仍在随访中。

（王选桐　雷宇峰）

第十二节   内镜下Spyglass检查+活检术

病例：内镜下Spyglass检查+活检术

简要病史：患者，女，76岁，因"胆总管结石胆管支架置入术后4个月"入院。

辅助检查：HGB 99 g/L、ALB 34.6 g/L、ALP 203 U/L、GGT 220 U/L；CA199 >1000 U/L。MRCP示胆总管下段结石伴肝外胆管扩张，右肝管扩张，肝外胆管支架置入术后（图6-12-1a）。CT示胆总管结石、胆管支架置入术后（图6-12-1b）。

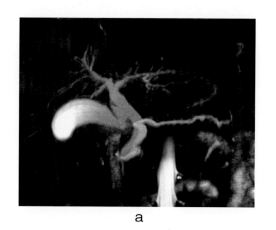 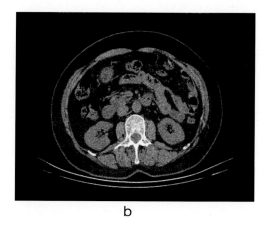

a   b

a.MRCP；b.CT。

图6-12-1   辅助检查

术前诊断：胆总管结石、胆管支架置入术后。

治疗方式：ERCP+Spyglass胆道镜探查术，手术过程如图6-12-2所示。

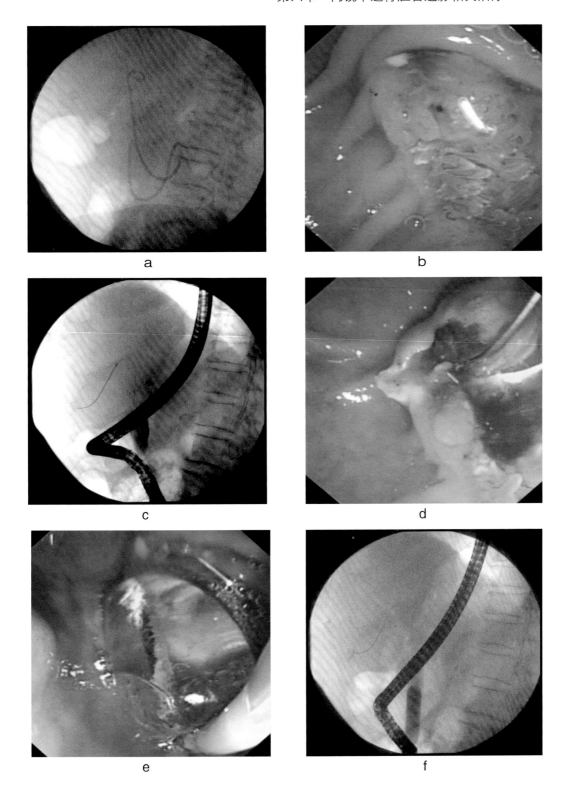

a

b

c

d

e

f

g

h

i

j

k

l

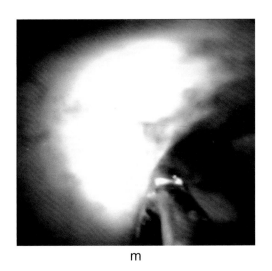
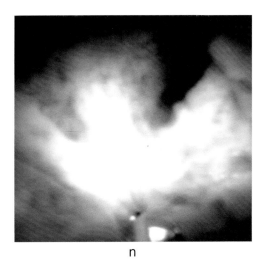

m　　　　　　　　　　　　　　　　　n

　　a.术前透视；b.十二指肠乳头；c.ERCP；d.EST；e~f.EPBD；g.取出结石；h.球囊清理；i~l.Spyglass；m~n.取活检。

图6-12-2　内镜下Spyglass检查+活检术

　　术后情况：患者无腹痛、出血、发热症状，复查血常规、血淀粉酶正常。病理示胆总管腺癌（图6-12-3）。3天后剪断鼻胆管改为胆管支架后出院。

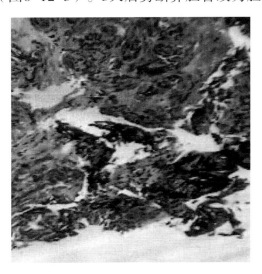

图6-12-3　病理

　　操作要点：①Spyglass观察前应行乳头括约肌切开，循导丝进入胆管。②观察过程中在保证视野前提下应尽量减少注水量。③从肝门部至壶腹部依次观察，对于可疑病变进行活检。④活检钳可通过预装减少阻力感，为提高活检阳性率一般取检2~3块。

　　点评：Spyglass实现了对胆管胰管的探查、活检、碎石，胆道肿瘤的诊断和治疗，对于结石可明确大小、位置、取石后是否残留，对于狭窄可进行良恶性的判断，并直视下取活检，本病例虽在外院诊断为胆总管结石，但入院时有贫血、CA199明显增高的表现，且影像学检查肝门部显示不清，右肝管增宽，术中球囊清理时有明显"落空感"，行Spyglass后发现合并胆管癌，并给予支架置入，取得了良好的临床效果。

（王选桐　雷宇峰）

第七章　经自然腔道内镜手术

第一节　经胃腹腔探查术

病例：经胃腹腔探查术

简要病史：患者，女，52岁，因"腹胀伴腹围进行性增加10余天"入院。入院前10天无明显诱因出现腹胀不适，伴腹围增加，余无特殊。患者在新疆某医院住院治疗，抽出血性腹水4000 mL后腹胀好转，现为进一步诊治入我院，以"腹水原因待查"收入我科。

辅助检查：血生化检查未见明显异常。彩超示：①肝胆胰脾未见明显异常。②子宫稍大。③盆腔积液，考虑中量腹腔积液。④右附件囊性暗区考虑卵泡，左附件未见明显异常（图7-1-1a）。全腹部增强CT提示：腹腔肠曲肠壁稍显增厚，腹膜增厚、粘连，盆腹腔内少-中量积液，脾脏、肝、胰腺及双肾未见异常（图7-1-1b）。胃镜及肠镜检查均未见明显异常。入院后行腹腔穿刺抽出90 mL血性腹腔积液，腹腔积液生化提示渗出液，腹腔积液病理示查见非典型细胞，倾向于肿瘤细胞（图7-1-1c）。

手术方式：经胃腹腔探查术（图7-1-2）。

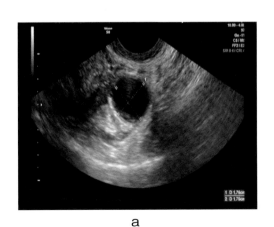

a

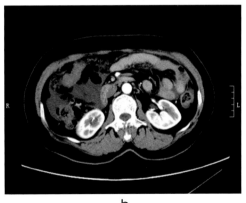

b

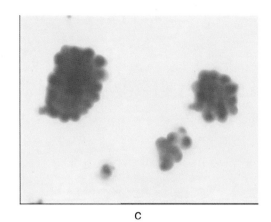

c

a.彩超示右侧附件囊性暗区；b.腹部增强CT示腹膜增厚、粘连；c.腹腔积液查见非典型细胞，倾向于肿瘤细胞。

图7-1-1　辅助检查

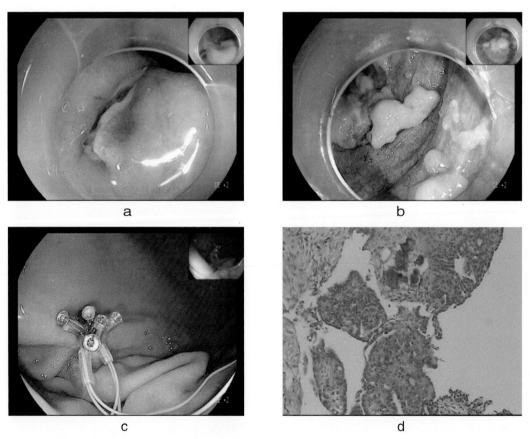

a.胃内入路切口；b.腹腔内腹壁肿瘤结节；c.钛夹及尼龙绳荷包缝合封闭切口；d.病理提示转移性乳头状癌，考虑卵巢浆液性乳头状癌转移。

图7-1-2　经胃腹腔探查术

　　术后情况：术后卧床休息，禁食禁饮48 h，同时予以抑酸、三代头孢抗感染、营养支持、补液等对症治疗，密切观察患者腹部症状体征变化，48 h后恢复流质饮食，72 h后逐步恢复正常饮食。术后病理提示：（腹壁结节钳取物）转移性乳头状癌，考虑卵巢浆液性乳头状癌转移。免疫组化：CR(−)、CDX2(−)、CK20(−)、CA125(+)、MUC6(−)、WT1(+)、Villin（−）、MUC2(−)、MUC5AC(−)、P16(−/+)、PAX8(+)、P53(个别+)、TTF1(−)、CK7(++)、ER(+)。术后诊断：卵巢浆液性乳头状癌伴腹膜转移。患者转入肿瘤科化疗（TP方案），至今共化疗9次。患者生存至今，一般情况尚可，无腹痛、腹胀、发热等症状，生活质量高。

　　治疗要点：①取平卧位，头部偏向左侧抬高30°，麻醉显效后，胃镜进入胃内充分冲洗胃腔，选择胃体中段前壁大弯侧为手术部位。②以注射针进行黏膜下注射，勾刀切开黏膜层进入黏膜下层，逐层切开肌层及浆膜层，形成人工主动穿孔，换IT刀切开胃壁切口直径约1.5 cm确认切口无出血后，内镜进入腹腔内，少量注气，观察腹腔脏器及壁、脏腹膜情况，并对病变部位取病理送检，观察活检处有无活动性出血，若出血可用电凝止血。③术毕，退镜至胃内，使用钛夹及尼龙绳荷包缝合法封闭胃内切口，抽吸胃内积气积液。

　　点评：腹腔积液是临床上较常见的疾病，病因主要以结核、肝硬化、腹膜肿瘤最为常见，但有部分患者仅仅借助临床症状、实验室及影像学检查不能明确其疾病病因，这对下一步治疗造成困惑，延误治疗。经自然腔道内镜手术(Natural orifice translumina lendoscopic surgery,NOTES)结合腹腔镜及内镜技术的特点，应用软式内镜经过自然腔道进入腹腔进行手术操作。在本例患者中，因术前患者CT及彩超均未提示卵巢肿瘤病变，腹膜肿瘤的来源始终不能明确，影响了下一步治疗方案的制定。通过经胃腹腔探查术，取得了诊断过程中关键性病理标本，最终明确诊断，为治疗指明了方向。经胃腹腔探查术是NOTES技术中最成熟的，对不明原因腹腔积液诊断准确率高，操作简便、安全有效，术后疼痛轻、恢复快、住院时间短、并发症少，具有广阔的应用前景。

（夏冬丽　杨丹）

第二节　基于经自然腔道内镜技术的食管困难异物取出术

病例：基于经自然腔道内镜手术技术的食管困难异物取出术

简要病史：患者，女，52岁，因"误吞鸡骨后胸骨后疼痛2天"入院。入院前2天患者进食鸡骨后出现胸骨后疼痛，伴吞咽困难，无畏寒、发热、胸闷、气促、呼吸困难，就诊于外院提示食道异物，2次尝试行内镜下异物取出均失败，遂来我院就诊，收入我科。

辅助检查：血常规、凝血图、术前三项、心电图未见异常。胸部CT及胃镜提示异物穿孔嵌顿（图7-2-1）。

治疗方式：基于NOTES技术的食管困难异物取出术（图7-2-2）。

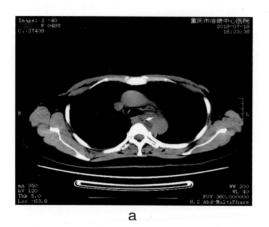
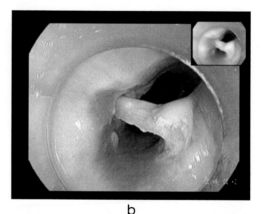

a.CT示异物穿孔嵌顿；b.胃镜示异物致食道两侧穿孔嵌顿。

图7-2-1　术前辅助检查

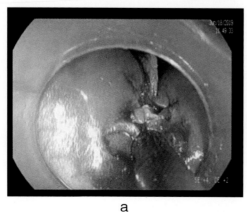
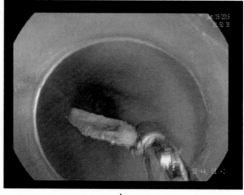

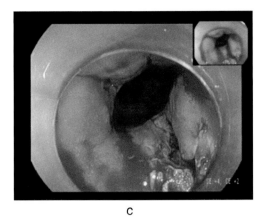
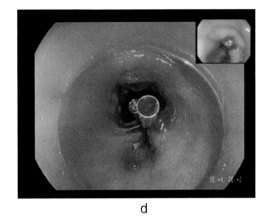

c　　　　　　　　　　　　　　　d

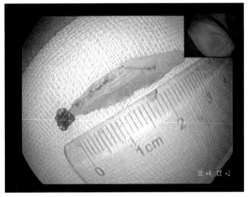

e

a.IT刀全层切开一侧食道壁；b.切开食道壁后异物钳顺利取出异物；c.取出后遗留食道壁切口；d.钛夹夹闭切口；e.取出的异物。

图7-2-2　基于NOTES技术的食管困难异物取出术

术后情况：术后予以禁食、抗感染、PPI治疗，3天后恢复饮食，无进食相关并发症发生，顺利出院。

治疗要点：①胃镜检查见食管尖锐性异物嵌顿，内镜下先以常规方法反复尝试无法取出，先用黏膜切开刀沿异物穿入食道处(避开血管侧)做2～3 mm小切口，后换用IT刀做食道壁全程切开至异物一端松动（切口长度5～10 mm）。②然后以异物钳钳取切开端异物将其拔出至食管腔或胃腔，再以异物钳或圈套器取出，以8%去甲肾上腺素喷洒创面止血,若切口处有脓性分泌物流出则撤镜，瘘口引流。若无脓液流出,则以钛夹夹闭切口后撤镜。

操作体会：①术前需结合胸部CT，充分评估异物与周围脏器特别是大血管的位置关系，避免术中损伤。②保持视野清晰，操作时需尽可能暴露异物的全貌。③切开部位的选择：CT或胃镜发现异物嵌顿骑跨食管时，应结合术前胸部CT进行评估，选择远离血管嵌顿的一端进行全层切开，扩大空间至异物松动，切开时多使用电凝模式，以减少术中出血。④异物一端松动后，以异物钳或圈套器将其送至食管腔或胃腔内，然后调整器械角度与力度，将异物固定牢固后取出，尽量保持异物与食道纵轴平行，避免损伤食管黏膜。⑤对于合并食管穿孔的患者，视情况可予以钛夹缝合创面，术后需禁食禁饮72 h以上，并予以抗生素、PPI治疗。⑥关于消化道壁全层切开后愈合问题：国内有学者认为内镜闭合仅是黏膜层的闭合，肌层及浆膜层并未闭合，因此闭合不等于愈合，早期进食存在消化道瘘的风险。但根据我们的内镜缝合经验，内镜下是可以对消化道壁进行全层缝合的，故术中我们均采用钛夹夹闭切口，也可采用尼龙荷包缝合法闭合创面。

　　点评：食管异物是消化内科的常见急诊之一，中国和欧洲指南均建议尽早行内镜处理，最好在24小时内行胃镜下诊疗。当常规内镜手术无法取出时，需转外科行手术治疗。本例患者食管异物嵌顿两侧食管壁，常规内镜手术无法取出，其难点在于异物穿孔嵌顿后内镜在食管腔操作空间受限,器械对异物无着力点，异物不易松动导致取出失败。基于NOTES技术穿透消化道壁的基本理念，我们采用NOTES技术进行食管壁全层切开以扩大操作空间使异物松动利于取出，效果满意，这或许为食道困难异物取出探索出了一个新方法。本手术过程中虽然内镜并未进入胸腔，但全层切开了食管壁，与NOTES理念一致，因此我们认为本手术依然属于传统NOTES范畴。采用NOTES技术进行食管困难异物取出是一种全新的尝试，仅需破坏较少的食管壁结构就可能达到手术目的，丰富了NOTES手术内涵。与外科手术取食管异物相比，其优势是扩大了操作空间，建立了最短的手术入路，创伤小，住院时间短，降低了医疗风险，是一种安全的、有效的、新的食道异物取出术，值得临床进一步探索。

（刘珍贝　刘爱民　石建华）

第三节 经胃肝囊肿开窗术+保胆取石术

病例：经胃肝囊肿开窗术+保胆取石术

简要病史：患者，女，50岁，因"右上腹部闷胀及左腰部酸痛1个月"入院。

辅助检查：腹部CT示肝脏见多发囊性低密度影，较大约10.5 cm×12.2 cm，CT值约8 HU，胆囊见大小约1 cm×1.5 cm高密度影（图7-3-1a）。诊断：肝巨大囊肿、胆囊结石。

治疗方式：经胃肝囊肿开窗术+保胆取石术（图7-3-1）。

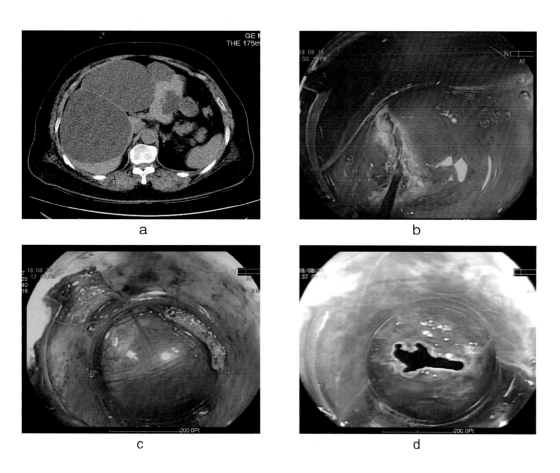

a

b

c

d

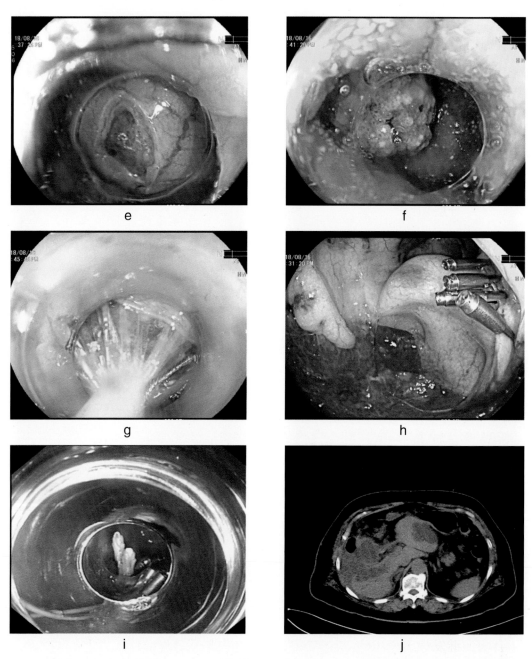

  a.腹部CT见肝囊肿；b.切开胃壁；c.进入腹腔，找到肝脏后见多发囊肿；d.切开囊壁；e.找到胆囊后固定切开；f.胆囊结石；g.网篮兜住结石；h.封闭胆囊；i.封闭胃腔；j.术后3天复查腹部CT见囊肿明显缩小。

图7-3-1 经胃肝囊肿开窗术+保胆取石术

  术后情况：术后5天出院。术后病理示送检囊壁样组织中仅内衬少量柱状上皮或扁平上皮，大部分脱失，壁间纤维血管增生变性伴炎细胞浸润，结合临床表现，符合肝囊肿病。

治疗要点：予患者气管插管麻醉；取左侧卧位，常规消毒铺巾，伸入消毒后内镜至胃内，经内镜反复冲洗胃腔后抽吸，直至冲洗液清亮。改用头端带有锥形透明帽的无菌内镜，伸入胃腔，于胃窦前壁，沿胃窦纵轴应用勾刀分3次逐层切开胃壁后进入腹腔，找到肝脏后见肝脏多发囊肿，先用勾刀在囊肿顶部开一小孔，吸尽囊液后切除膜状囊壁，边缘电凝止血，囊腔内膜电凝烧灼。切下的囊壁组织送病理检查。依此法逐个处理其他囊肿。于肝脏下缘找到胆囊，见胆囊表面尚光滑，切开部分胆囊底部外膜，完全切开前用一次性注射针抽出墨绿色胆汁，再用一次性息肉勒除器套扎部分胆囊壁以固定，防止胆囊摆动，勾刀继续分层切开胆囊壁，见胆汁溢出，立即以内镜将胆汁充分吸出，逐步扩大胆囊切口，将内镜送入胆囊腔内，可见1枚大小约1.2 cm的结石，用网篮取出，术程顺利，胆囊黏膜充血，予活检，再予4枚止血夹将胆囊切口夹闭，以无菌生理盐水冲洗腹腔并将腹腔内的黄绿色附着物清理干净，退出腹腔。胃窦部予止血夹及尼龙绳将切口严密夹闭，术程顺利。术后予禁食、制酸、补液等处理。术后2日下地活动，术后3天开始进食流质，复查血常规、肝肾功未见明显异常；腹部CT示部分囊肿较前缩小，囊内积气，肝周及胆囊窝积气及积液。

点评：肝囊肿是较为常见的肝脏良性疾病之一，可分为寄生虫性和非寄生虫性肝囊肿。非寄生虫性肝囊肿中以先天性囊肿最为多见，是发育过程中因迷走胆管失去与肝内胆管树的联系，逐渐扩张而形成的囊肿。囊液由水和电解质组成，与正常胆管上皮细胞的分泌液接近，不含胆汁酸及胆红素。通常认为对囊肿直径<5 cm、生长较缓慢且无临床症状或症状轻微的患者仅需定期观察即可，不需进一步治疗。但对部分体积较大囊肿且出现腹胀不适、腹痛、腹部肿块等压迫症状明显的患者，应予及时治疗。传统治疗多采用手术方法，包括囊肿穿刺抽液、囊肿开窗、囊肿引流及含囊肿在内的肝叶或部分肝切除术。开腹开窗术治疗先天性肝囊肿效果肯定，但创伤大，术中出血多，术后患者疼痛程度重且并发症较多，对患者的顺利恢复造成不利影响。B超引导下囊肿穿刺抽液、注入无水酒精简便易行，但存在囊肿复发风险，而且反复多次穿刺抽液，亦会增加继发性感染风险。经胃NOTES肝囊肿开窗引流术具有直观、创伤小、瘢痕小、痛苦轻、术野清晰、疗效确切、康复快、复发率低等优点。通过比较手术时间、出血量、肠功能恢复及术后并发症发生率等来分析NOTES术与开腹手术治疗肝囊肿的疗效，证实NOTES是一种安全有效的治疗措施。手术创伤所至的应激反应与创口大小呈正相关，NOTES对机体的应激反应和免疫功能影响甚小，而开腹手术对应激和免疫功能的影响则较大。而近年来开腹手术术后对肝功能及免疫功能的改变不断引起关注，与开腹手术相比，经胃NOTES肝囊肿开窗引流术对患者创伤小，可有效促进患者术后恢复，降低肝功能指标和提高

机体免疫功能，值得临床推广应用。

随着患者对医疗服务质量的要求不断提高，许多同时患有多个器官合并症的患者在同一住院期间要求提供"一站式、个体化"服务的愿望越来越强烈。由于以上原因和条件促进了多脏器联合手术治疗的发展。多脏器联合手术避免了患者因不同器官疾病而多次住院治疗。一次住院、一次麻醉和微创手术，同时间内解决多部位病变，患者易于接受，机体和心理负担明显减少，术后恢复快、住院时间短，且未增加手术并发症，手术费用较单独多次手术费用相加明显减少。

该例患者明确诊断为胆囊结石，同时合并肝巨大囊肿。术中同时进行保胆取石术及肝囊肿开窗引流术。按照先清洁后污染再感染的原则，先开窗引流肝囊肿后行保胆取石术。NOTES联合手术体现了该术式的优势，在保障主要病变得以安全处理的情况下，尽可能地联合手术治疗相对次要的腹部外科伴随病，整个操作时间较单纯的保胆取石术多20 min，术后恢复与单纯保胆取石术相同，且不需要增加任何设备和器械，不需要变换体位及二次麻醉。因此，在胆囊良性疾病合并肝囊肿时可开展联合手术，这可避免再次住院治疗另一种疾病，减少患者的痛苦，减轻患者的经济负担，扩大手术范围，对患者创伤小，患者恢复快。多脏器联合手术时，手术适应证可适当放宽，特别是对于肝囊肿而言，在不增加手术难度的前提下，均可在术中一并处理。因为有些囊肿当时不大，但有可能若干年后明显增大而出现压迫症状。

综上所述，传统的开腹联合手术不能在同一切口处理相距较远的多个病灶，而NOTES术由于其器械较长，操作灵活，克服了手术切口的局限性，可以同时处理2个及以上不同脏器的病灶，已成为一次性处理多种疾病的有力手段，而且可避免二次麻醉和二次手术，进一步减轻创伤，且术后腹壁无瘢痕，充分体现了微创手术所具有的损伤小、痛苦轻、术后恢复快等特点。

（林华英　张华玉　张鸣青）

第四节　经胃异位脾切除术

病例：经胃异位脾切除术

简要病史：患者，女，39岁，因"上腹部间歇性隐痛4年余，加重10余天"入院。查体：腹软，上腹轻压痛，无反跳痛。既往：5年前因外伤于外院行"脾切除"手术，术中有输血，术后恢复可。

辅助检查：腹部CT示左侧肾上腺一大小约2.3 cm×1.7 cm结节，边界光滑，密度均匀，CT值约47 HU，增强扫描强化明显，动脉期CT值约66 HU，静脉期CT值约94 HU，左肾上腺占位，考虑腺瘤可能（图7-4-1a~b）。胃镜见胃底一大小约2 cm×2 cm黏膜隆起灶，表面光滑，活检钳触之不动。术前诊断：左肾上腺肿瘤。

治疗方式：术前结合影像学资料，考虑"左侧肾上腺瘤"可能性大。因患者左侧肾上腺腺瘤与胃壁紧邻，经泌尿外科、普外科、放射科等学科MDT讨论，认为可行经胃左肾上腺瘤切除术，必要时中转开腹手术。告知患者及家属相关手术的风险及并发症，征得患者及家属同意，行经胃左肾上腺瘤切除术（图7-4-1c~h）。

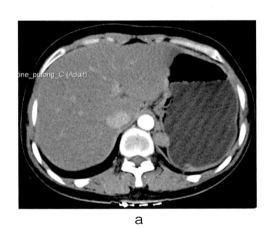

a

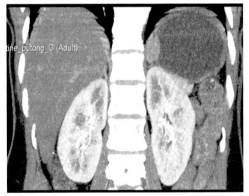

b

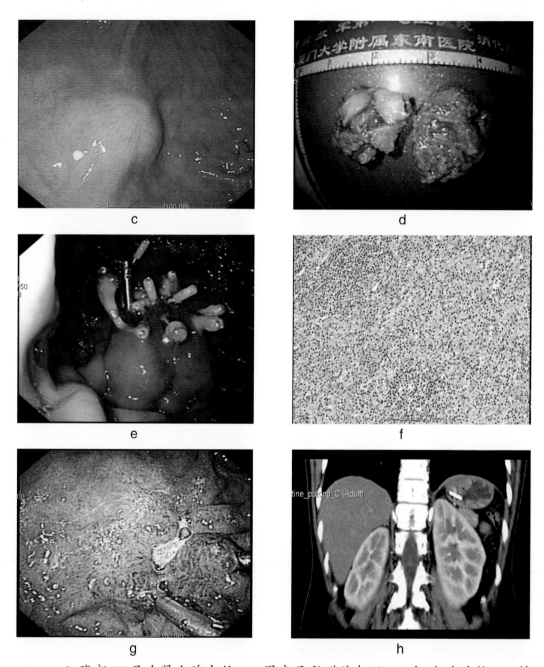

c
d
e
f
g
h

　　a、b.腹部CT见左肾上腺占位；c.胃底见黏膜隆起灶；d.切除的肿物；e.封闭胃腔；f.术后病理；g.术后1个月胃镜复查；h.术后1个月腹部CT。

图7-4-1　经胃异位脾切除术

　　术后情况：术后给予禁食、胃肠减压、抑酸、抗感染、止血、促进胃黏膜修复等治疗。术后3天患者进食流质，术后1周出院。病理示送检组织见纤维性被膜，被膜下见脾组织红白髓结构，其中见散在的脾小结，髓索增粗纤维化，髓窦扩张充血伴炎细胞浸润，结合病史，考虑脾组织植入。术后1个月复查胃镜示原手术创面已闭合形成人工溃疡，另2枚止血夹残留。复查CT示原左侧肾上腺结节已切除，胃底呈术后改变。

治疗要点：常规气管插管后，应用生理盐水充分清洗食管、胃壁，注入甲硝唑700 mL浸泡胃壁约10分钟后吸除。以无菌内镜进入胃腔，于胃底黏膜隆起处，应用针状刀、IT刀切开胃壁进入腹腔，肾上腺区肿物与胃壁粘连明显，应用勾刀沿肿物逐步分离，进入后腹膜。暴露肿物后，见肿物大小约2.5 cm×2.5 cm×2.0 cm，大致呈椭圆形，有完整包膜。应用圈套器切除肿物，氩离子电凝创面。退镜至胃腔，应用止血夹及尼龙绳夹闭胃壁创面。术程顺利，术后患者安返病房。

点评：异位脾是指正常脾脏以外，与主脾结构相似，具有一定功能的脾组织，发生率约为10%，多位于脾门附近，约1/4位于脾蒂血管及胰尾周围，呈深紫色球形或半球形，大小从数毫米至数厘米。副脾无症状者一般无须特殊处理。脾组织植入是脾组织外伤后自体移植，是另一种形式的异位脾。外伤后脾破裂的组织碎片播种于腹腔等部位，继而生长为脾组织结节，术前诊断极为困难，往往误诊为腹腔肿瘤，当副脾靠近肾上腺区时，容易误诊为肾上腺肿物，尤其对于合并高血压症状者，往往需行手术治疗后通过术后病理才能确诊。CT增强如能发现肿物与脾脏同时强化，有助于副脾的临床诊断。对于脾切除术后的患者，由于缺少与脾脏增强扫描时变化的对比，影像学诊断较困难。本例患者CT平扫可见左侧肾上腺一小结节，大小约2.3 cm×1.7 cm，边界光滑，密度均匀，CT值约47 HU，增强扫描强化明显，动脉期CT值约66 HU，静脉期CT值约94 HU，脾切除未见。术前结合影像学资料，考虑"左侧肾上腺瘤"可能性大，但结合其既往有脾外伤脾切除术史，不能排除脾切除术后血管蒂及副脾可能，患者无头晕、血压改变等症状，考虑无功能性肾上腺瘤可能性大，嗜铬细胞瘤可能性小，不能完全排除嗜铬细胞瘤静止期。积极术前准备后拟行经胃左肾上腺瘤切除术。术后病理返回后，结合既往曾因外伤行脾切除术，考虑创伤性脾破裂后左肾区脾植入，修正手术名称"经胃异位脾切除术"。术后加强抗感染治疗，密切监测血常规，防止爆发性感染，患者恢复良好。副脾表现为肾上腺区肿瘤临床较少见。本例手术的成功，使经胃腹腔包块切除成为可能。

NOTES术后可能发生的并发症与预防：①空腔脏器从脏面全层切开后窗口关闭的问题：NOTES入路有口、胃、结肠、直肠、膀胱、阴道等，所有这些入路都存在着人为造成的切口需要关闭的问题。目前已经提出众多关闭方式，包括采用锚定缝合方法、缝针与钳子组合的缝合系统、内镜下吻合器、连发闭合夹、内镜止血、生物胶粘合等，但术后仍有部分患者出现空腔脏器切口出血、瘘，引起腹腔感染，甚至导致败血症等。随着内镜技术的发展及内镜配套器械的发明，该风险发生率明显较前下降。②腹腔感染：NOTES 多选择经胃、阴道或者直肠作为入口，上述入路均可能引起腹腔感染，目前已经采取在手术器械上套管或者使用抗生素反复冲洗手术区域等办法进行预防，已基本上克服了该风险。③空间定位困难：腹腔镜医师习惯在较大视野下，使用多个器械、多个穿刺孔，从不同的方向进行手术操作，而内镜下视野局限、使用与光源几乎同轴的器械操作，且正位图像难以控制，可导致空间定位困难，出现强烈的空间不适感。故术前应对医师进行规范的培训，必须建立单位及操作医师的准入资格制度，方能安全有序地推进该项工作。④切除标本取出困难：因内镜设备孔径的限制，在使用NOTES 切除较大的标本时，可能存在取出困难的问题。若标本为感染物或癌组织时，可能会引起沿途污染和肿瘤播散，目前学者们已经在着手解决该问题，比如使用大孔径的内镜等。

（林华英　张华玉　张鸣青）

第五节　经胃保胆息肉切除术

病例：经胃保胆息肉切除术

简要病史：患者，男，37岁，因"间断右上腹疼痛1月余"入院。当地医院腹部彩超示胆囊多发息肉（大小0.3～0.8 cm，多个息肉样隆起），建议行胆囊息肉切除，患者为行胆囊息肉切除入我科。

辅助检查：外院腹部彩超：①胆囊息肉样变。②胰腺实质回声稍增（图7-5-1a）。我院上腹部增强CT：①胆囊结节状轻度强化区，考虑胆囊息肉或其他。②肝、胰腺、双肾未见确切异常（图7-5-1b）。MRCP：①肝、胰、脾、双肾未见异常信号影。②MRCP示肝内、外胆管及胰管未见异常。术前胆囊功能测定：脂餐饮食30 min后，胆囊缩小≥50%，提示胆囊功能良好。

手术方式：经胃保胆息肉切除术，手术过程如图7-5-1c~l所示。

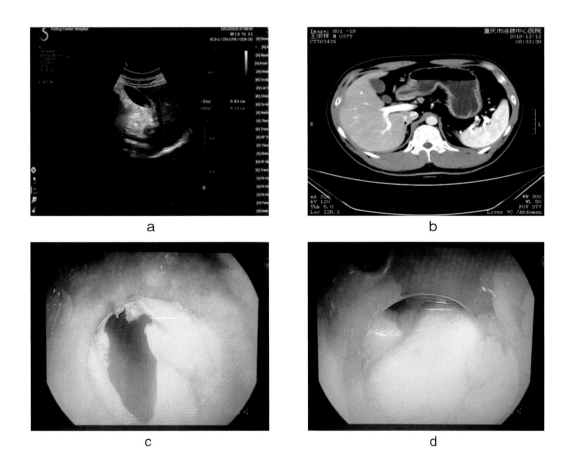

a

b

c

d

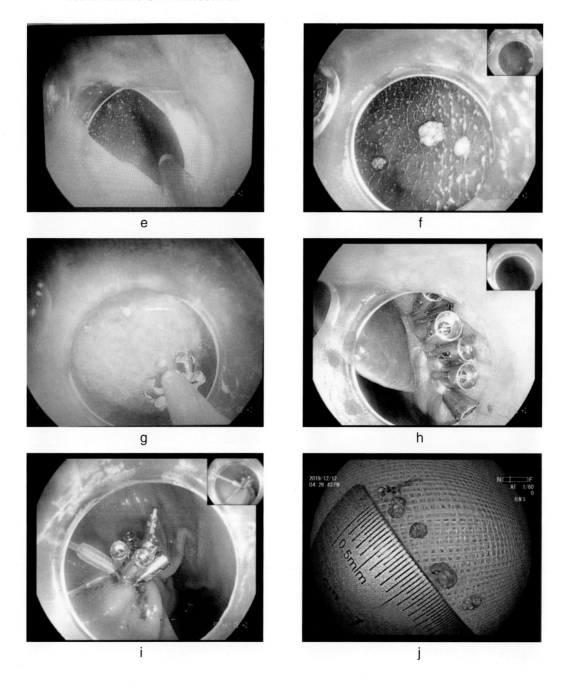

e

f

g

h

i

j

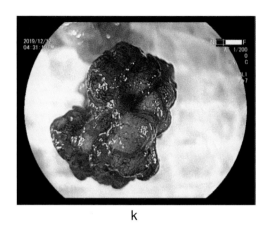
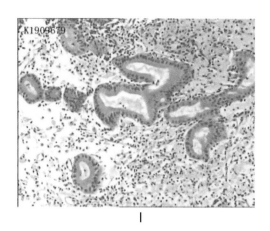

k　　　　　　　　　　　l

　　a.彩超示胆囊息肉样变；b.腹部CT示胆囊结节状轻度强化区，考虑胆囊息肉或其他；c.切开胆囊壁；d. 找到胆囊；e.胆囊壁全层切开约1.2 cm；f.胆囊息肉；g.胆囊息肉摘除；h.金属夹缝合胆囊；i.尼龙荷包缝合胃壁切口；j.切除的胆囊息肉；k.切除的胆囊息肉；l.病理：胆固醇息肉。

图7-5-1　经胃保胆息肉切除术

　　术后情况：术后抗感染、对症治疗，48 h后进流质饮食，3日后出院，术后病理示胆固醇息肉，随访至今无特殊不适。

　　治疗要点：术前禁食12小时，术前半小时口服二甲硅油、链霉蛋白酶消泡去酶。患者取平卧位，头偏向左侧，气管插管麻醉满意后，胃镜进入胃内充分冲洗胃腔，选择胃窦前壁近胃角处为穿刺点，先用一次性内窥镜注射针行黏膜下注射甘油果糖及亚甲蓝配置溶液，黏膜充分隆起后用勾刀逐层切开黏膜及黏膜下层和肌层、浆膜层，后以IT刀离断肌层，行全层切开，切口大小约1.2 cm，内镜经切口进入腹腔找到胆囊；先以勾刀沿胆囊底切开，后以IT刀全层切开胆囊底部约1.2 cm，确认无出血后，内镜进入胆囊腔内；吸尽胆汁，找到病变，以活检钳摘除，氩气刀及热活检钳充分电凝止血；以可旋转重复开闭软组织夹缝合切口；内镜下以生理盐水及替硝唑反复冲洗腹腔，待冲洗液清亮后吸尽液体，术毕，退镜至胃腔内，可旋转重复开闭软组织夹、尼龙绳行荷包缝合胃壁切口，后注气注水观察切口封闭完好。封闭完毕后抽吸胃内积气积液，术毕退镜。

　　点评：胆囊息肉一般分为良性病变与恶性病变两大类，良性病变包括胆固醇息肉、胆囊腺肌瘤和炎性息肉等非肿瘤性病变，以及腺瘤、血管瘤、纤维瘤、平滑肌瘤、脂肪瘤等肿瘤性病变；恶性病变多是息肉样早期胆囊癌。故胆囊息肉切除的主要目的是预防息肉恶变或者避免漏诊胆囊癌。目前腹腔镜胆囊切除术是主流治疗模式。而面对胆囊切除术后导致的消化不良和结肠癌高风险等并发症，如何保留胆囊及其功能的微创技术成为临床研究热点。近年来保胆手术共识如下：①大于5 mm 的胆囊息肉，患者有手术意愿和强烈保胆愿望。②胆囊浓缩与收缩功能良好。③胆囊壁厚<3 mm，不合并胆囊结石及胆道疾病。④无胆囊息肉家族病史。本例胆囊息肉患者，胆囊功能良好，有强烈保胆手术意愿，且注重美观，故选择NOTES保胆切息肉方案。经胃保胆息肉切除术使创伤更小，腹部无痕更加美观，无切口疝风险，恢复快，痛苦小。各国对患者的调查也证明NOTES保胆市场潜力大，特别是对于注重美观、担心术后疼痛及疝的患者，但对手术的远期疗效仍持观望态度。

（夏冬丽　刘大鹏　刘爱民）

第六节　经胃治疗慢性粘连性肠梗阻

病例：经胃治疗慢性粘连性肠梗阻

简要病史：患者，男，56岁，因"腹痛、腹胀、恶心、呕吐1天"入院。

既往史：10年前因急性阑尾炎行"阑尾切除术"，4年前因外伤行"肝破裂修补术"，近4年因粘连性肠梗阻5次住院治疗。

辅助检查：入院后腹部立卧位片示小肠见气液平（图7-6-1a）。全腹部增强CT示不全性肠梗阻（图7-6-1b）。

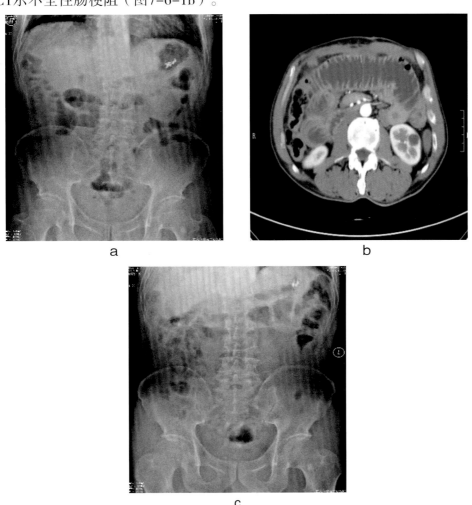

a

b

c

a.腹部立位片；b.腹部增强CT：不全性肠梗阻；c.复查腹部立位片。

图7-6-1　影像学检查

　　治疗方式：予以禁食禁饮、补充水电解质、灌肠等治疗，腹痛、腹胀缓解。复查腹部立卧位片示肠梗阻缓解（图7-6-1c）。因反复发作肠梗阻，经充分医患沟通后，行经胃粘连性肠梗阻松解术（图7-6-2）。

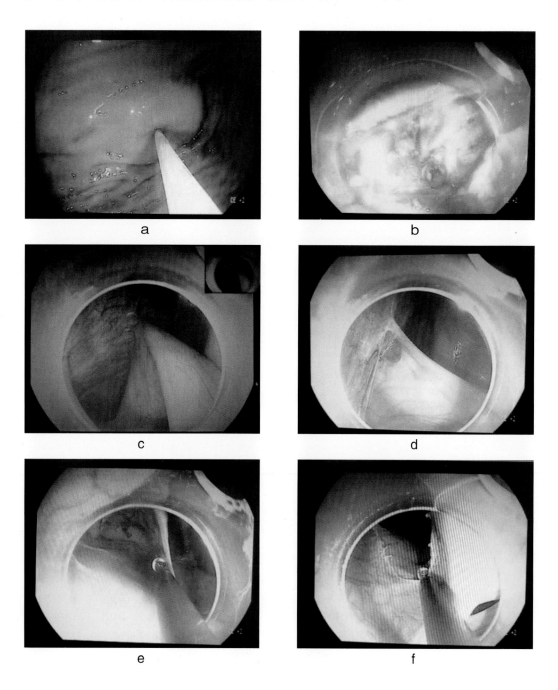

a

b

c

d

e

f

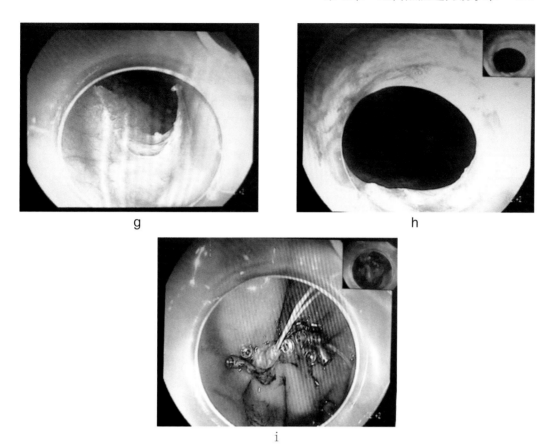

a.胃体前壁大弯侧入路；b.逐层切口胃壁；c、d.腹腔探查见肠粘连带；e、f.IT刀松解粘连带；g.粘连带松解后；h.胃壁切口；i.金属夹+尼龙圈缝合切口。

图7-6-2　经胃肠粘连松解术

术后情况：术后监测生命体征、禁食禁饮3天、予以三代头孢类抗生素和（或）左氧氟沙星3天、PPI抑酸、并补充水电解质。随访至今未再复发。

治疗要点：气管插管麻醉，麻醉显效后循腔进镜至胃内，并用生理盐水充分冲洗胃腔并吸尽生理盐水。在胃体中下段前壁大弯侧处用勾刀沿胃体黏膜纵轴切开约1.5 cm切口，逐层切开，若有出血予以热活检钳止血，在切开浆膜层时换用IT刀，并稍用力提拉IT刀，使IT刀头紧贴浆膜层远离腹腔脏器进行切开。切开后循腔进入腹腔进行探查，判断粘连部位。对于丝状粘连和带状粘连用IT刀切断，粘连部位较宽时，则用勾刀或Dual刀在壁腹膜处切开，分离粘连带时层次要清晰，血管用热活检钳预止血，避免损伤肠管。手术完毕后，观察分离部位无出血后，抽出CO_2气体，钛夹、尼龙圈关闭胃内切口。术后抽出胃内气体，必要时安置胃肠减压管。

点评：粘连性肠梗阻是消化内、外科的常见疾病，其发生率占各类肠梗阻的40%~60%，其中70%~80%为腹部手术后粘连所致，表现为完全性或不全性机械性肠梗阻。粘连性肠梗阻分急性粘连性肠梗阻（acute adhesive small bowel obstruction，AASBO），慢性粘连性肠梗阻（chronic adhesive small bowel obstruction，CASBO）。慢性粘连性肠梗阻的治疗方法：①保守治疗；②开腹肠粘连松解术；③腹腔镜下传统粘连松解术；④经脐单孔腹腔镜(laparoendoscopic single-site surgery，LESS)下肠粘连松解术；⑤经胃或直肠粘连松解术。然而开腹或腹腔镜手术虽能解除粘连，达到缓解症状的目的，但易因再次手术形成新的创面导致粘连，术后再次发生肠梗阻概率高，使患者陷入手术→粘连形成→手术→更多粘连的恶性循环过程。

基于外科单孔腹腔镜对粘连带松解的理念，经胃入路腹腔粘连带松解术，为慢性粘连性肠梗阻患者提供了一种新的内镜微创治疗方法。作为内镜手术医师需注意：①正确辨识肠粘连带和正常韧带。②松解过程中避免损伤肠管及大血管。③充分止血。经胃腹腔粘连带松解术作为新兴手术方式，尚需进一步临床研究。

（沈文拥　付冲）

第七节 经胃入路胰腺假性囊肿开窗引流术

病例：经胃入路胰腺假性囊肿开窗引流术

简要病史：患者，男，50岁，因"腹痛伴恶心1月余"入院。既往2个月前因酗酒及暴饮暴食后出现持续上腹痛于外院诊断为"急性胰腺炎（轻型，非胆源性）"，予对症治疗后好转出院。

辅助检查：血清脂肪酶 672.60 U/L，血淀粉酶 165.2 U/L；余未见异常。上腹部增强CT提示胰腺体尾部见较大层面约63 mm×57 mm囊肿低密度影，边缘见小结节强化影，考虑急性胰腺炎并胰腺体尾部假性囊肿形成囊实性占位（图7-7-1a）。超声内镜扫查提示胰腺尾部探及一边界清楚的无回声病灶，病变与胃毗邻，无相对运动，病灶壁与胃壁之间粘连，壁较厚处约12 mm，病灶与胰管不通，内部可见低回声絮状物，局部可见点状高回声，考虑胰腺假性囊肿（图7-7-1b）。胃镜：①胃底静脉曲张。②胃体隆起性病变（外压性）。

治疗方式：考虑外科手术创伤大，风险高，EUS引导下囊肿支架引流费用高、并发症风险高，决定采用经胃入路胰腺假性囊肿开窗清创引流术（图7-7-1c~i）。

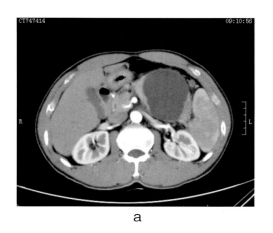

a

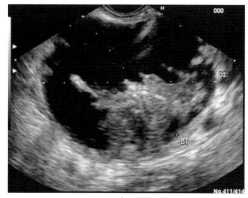

b

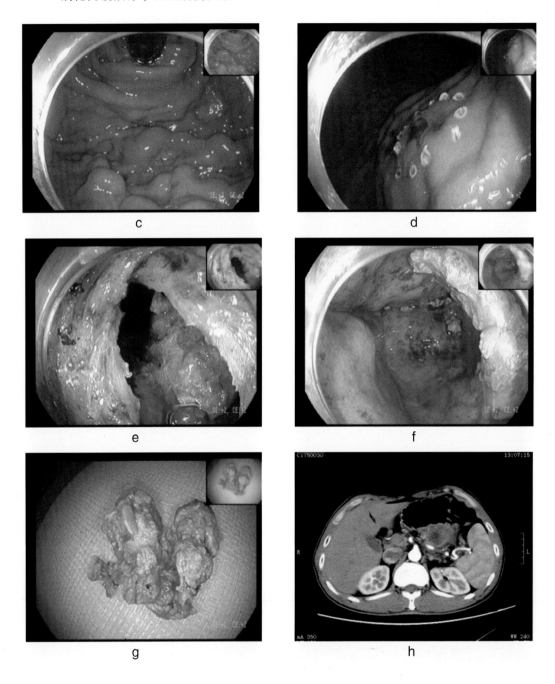

c

d

e

f

g

h

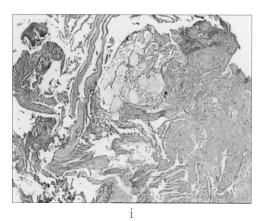

i

a.上腹部增强CT示胰尾囊肿；b.超声内镜扫查；c.胃底静脉曲张；d.胃体后壁定位；e.胃壁及囊肿壁全层切开；f.内镜进入囊内；g.清除的囊肿内坏死组织；h.术后9天复查CT；i.病理：胰腺囊壁新生肉芽组织、炎性坏死组织。

图7-7-1　经胃入路胰腺假性囊肿开窗清创引流

术后情况：术后监测患者的生命体征，安置胃肠减压，予以禁食水48 h、抑酸、抑酶、抗感染、补液营养支持等治疗，患者症状明显缓解，术后无出血、感染等并发症发生，术后9天复查上腹部CT提示囊肿较前明显缩小，患者无腹痛、腹胀、发热等症状，现随访中。

治疗要点：术中利用超声内镜避开血管确定切口部位并以氩气刀标记，黏膜下注射后开窗切除黏膜层，黏膜切开刀逐层切开胃壁可见囊肿壁，小切口切开囊肿壁后见棕黄色液体溢出，换IT刀全层切开囊肿壁约2 cm大小，对裸露血管进行电凝，确认切口无出血，内镜进入囊内观察囊腔情况，囊壁光滑，内可见坏死组织，清除坏死组织后囊壁可见新生小血管及肉芽组织，抽尽囊液，同时囊液送检查CEA 38 μg/L、淀粉酶7500 U/L、细菌培养(-)；液基细胞学检查未查见肿瘤细胞，囊壁坏死组织送病理提示：（胰腺囊壁新生肉芽组织）炎性坏死组织。

点评：胰腺假性囊肿是急慢性胰腺炎、胰腺创伤、胰管梗阻和胰腺外科术后的常见并发症。胰腺组织坏死感染可导致多器官功能衰竭，起病4周内的假性囊肿或无菌性坏死大多可自行吸收，少数直径大于6 cm不能自行吸收，且并发症增加，需进一步治疗。目前手术方法包括：传统外科手术、腹腔镜手术、经皮穿刺引流术及超声内镜引导下经胃壁穿刺支架引流术。但外科及腹腔镜手术创伤及风险大，胰瘘等并发症多。超声内镜引导下胰腺假性囊肿穿刺支架引流术已成为目前紧压消化道壁的胰腺囊肿的重要临床治疗手段，且成为胰腺假性囊肿治疗的标准方法，并获得良好疗效，但在超声引导下行扩张、电切开胃壁进行胰腺囊肿引流，容易发生黏膜下血管撕裂、盲目电切所致出血、腹膜后穿孔、支架移位等并发症，特别是对囊腔内坏死组织较多者，引流不充分，治疗效果差，且受耗材限制无法规模开展。对与胃壁粘连的胰尾部假性囊肿，通过超声内镜扫查避开血管定位，成功开展经胃入路胰腺假性囊肿开窗清创引流术，效果确切，术中、术后均无并发症发生，值得临床推广应用。

（夏冬丽　唐静　薛焱）

第八节 经胃入路胰腺脓肿开窗清创引流术

病例：经胃入路胰腺脓肿开窗清创引流术

简要病史：患者，男，33岁，因"发现胰腺假性囊肿5年"入院。

既往史：5年前因酗酒后确诊"急性胰腺炎（重症，非胆源性）"，予对症治疗后好转出院。5年前上腹部CT提示胰腺假性囊肿可能，多次复查CT病灶较前进行性增大，期间多次因"胃底静脉曲张破裂出血"在外院经内科保守治疗后缓解，未行其他特殊治疗。

辅助检查：经上腹部CT、MRCP、超声内镜、胃镜联合诊断。CT显示：①肝、脾大，胃底周围扭曲血管影，考虑胃底静脉曲张；②胰腺体尾部上方区域囊状低密度影较前增大，考虑胰腺假性囊肿；③胃大弯、脾下缘脾门处囊状低密度影，囊性灶。MRCP显示：①胰腺体尾部上方区域囊状低密度影较前增大，考虑胰腺假性囊肿，病灶未与主胰管相通；②肝内外胆管及胰管未见明显扩张。超声内镜扫查提示：①胰尾部见一边界清楚的稍低回声病灶，病变与胃毗邻，无相对运动，提示病灶壁与胃壁之间粘连，病灶与胰管不通，壁厚约3.7 mm，考虑胰腺假性囊肿或脓肿；②胃底及脾门多发血流信号丰富的无回声区，考虑静脉曲张。胃镜检查显示：①胃底静脉曲张；②胃体隆起性病变（外压性）。

治疗方式：经胃入路胰腺脓肿开窗清创引流术（图7-8-1）。

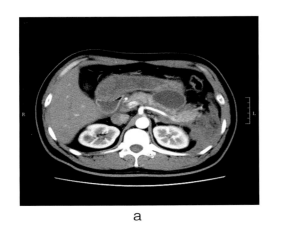 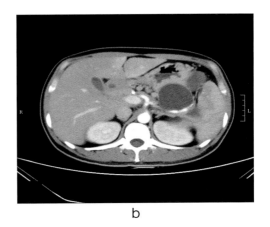

a   b

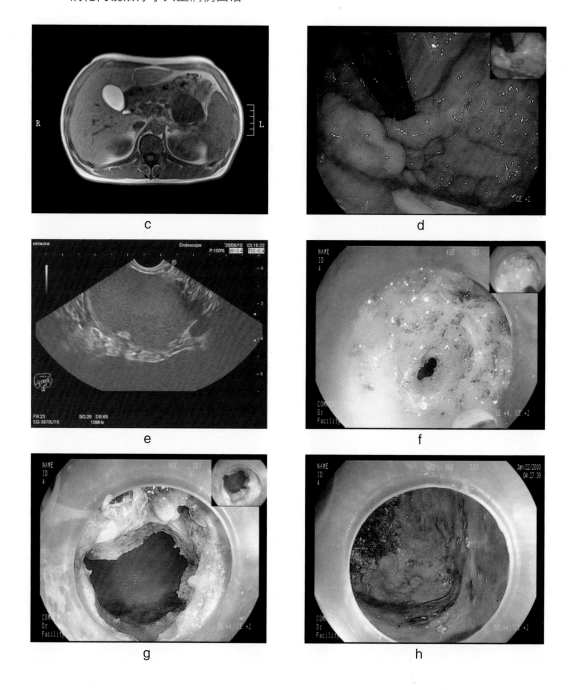

c

d

e

f

g

h

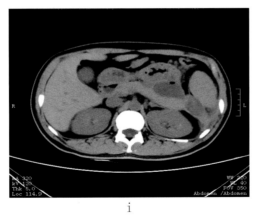

i

a、b.术前两次行上腹部增强CT；c.MRCP提示病灶与胰管不通；d.胃底静脉曲张；e.超声内镜显示胰尾病灶；f.胃壁切口；g.胃壁及脓肿壁全层切开；h.脓腔内清创；i.术后3天复查CT病灶较前缩小。

图7-8-1　经胃入路胰腺脓肿开窗清创引流术

术后情况：术后监测患者的生命体征，安置胃肠减压，予以禁食水48 h、抑酸、抑酶、抗感染、补液营养支持等治疗，患者症状明显缓解，术后无出血、感染等并发症发生。脓液送常规：白细胞数62476×10⁶/L、细胞总数 644476×10⁶/L ；淀粉酶 22725.0 U/L；癌胚抗原(发光定量) 6.08 ng/mL；细菌培养(−)。术后3天复查上腹部CT提示脓肿较前明显缩小，较大层面约28 mm×44 mm，患者无腹痛、腹胀、发热、呕血等症状，好转出院，现仍在随访中。

治疗要点：术中利用超声内镜避开血管确定切口部位并以氩气刀标记，黏膜下注射后开窗切除黏膜层，逐层切开胃壁至全层切开，切口直径约2 cm，全层切开脓肿壁，见大量黄色脓液溢出，术中对裸露血管进行电凝，确认切口无出血，内镜进入脓腔内观察，脓腔内可见一粗大血管及坏死物质附着，并见一瘘口，与胃体相邻隆起相通，内可见坏死组织，清除坏死组织后脓肿壁可见新生小血管及肉芽组织，抽尽脓液，反复以生理盐水及甲硝唑冲吸至脓腔干净。

点评：急性重症胰腺炎死亡病例中80%以上与感染有关，胰腺脓肿是其中的一个严重并发症，在急性重症胰腺炎中的发生率大约为 5%，它既能引起全身性感染，也可以是急性胃黏膜病变、腹腔内出血、消化道瘘及多器官功能衰竭的始动原因。胰腺脓肿诊断一经确立应立即手术。目前手术方法包括：传统外科手术、腹腔镜手术、经皮穿刺引流术及超声内镜引导下经胃壁穿刺支架引流术。但外科及腹腔镜手术创伤及风险大，胰瘘等并发症多，复发率高，现逐渐被微创治疗方法所取代或成为微创治疗失败后的补救措施。超声内镜引导下胰腺假性囊肿/脓肿内引流术已成为目前紧贴消化道壁的胰腺囊肿/脓肿的重要临床治疗手段，但在超声引导下行扩张、电切开胃壁进行胰腺脓肿引流，容易发生黏膜下血管撕裂、盲目电切所致出血、腹膜后穿孔、支架移位等并发症，特别是对腔内坏死组织较多者，易因引流不充分而导致病情迁延，感染加重，不得已再次转为开腹行脓肿切开引流。且超声内镜引导下手术受耗材限制无法规模开展。而对与胃壁紧贴的胰腺体、尾部脓肿，先通过超声内镜扫查避开血管定位，再开展经胃入路胰腺脓肿开窗清创引流术，术中、术后均无严重并发症发生。

　　经胃入路胰腺脓肿开窗清创引流术与传统外科手术及腹腔镜手术相比，体表不留瘢痕，创伤更小，术后疼痛减轻，路径更短，麻醉要求低，能降低手术麻醉风险，患者术后恢复快，住院时间短，并发症少，尤其有利于极度衰竭和手术风险较大的患者。但需注意选择好适应证，宜选择胃壁与脓肿壁紧贴者实施。

（石建华　唐静　薛焱）

第九节　经胃入路异位妊娠及卵巢囊肿切除术

病例：经胃入路异位妊娠及卵巢囊肿切除术

简要病史：患者，女，36岁，因"阴道出血20天，左下腹疼痛3天"入院。

辅助检查：血清-绒毛膜促性腺激素(β-hCG)：547.23 mIU/mL (正常 < 5 mIU /mL)。经阴道超声检查：右侧卵巢见一大小5.5 cm×5.0 cm×4.0 cm囊性肿物。左侧附件有一3.2 cm×2.8 cm×2.1 cm肿块，伴有1.4 cm×1.0 cm大小的回声环，提示异位妊娠，肿块内未见胎儿组织。

入院诊断：①异位妊娠(左侧输卵管)。②右侧单纯性卵巢囊肿。

治疗方式：患者青年女性，有强烈的腹部无手术瘢痕的愿望，拒绝传统手术治疗。经过多学科会诊讨论后，决定行内镜下经胃入路异位妊娠及卵巢囊肿切除术（图7-9-1）。

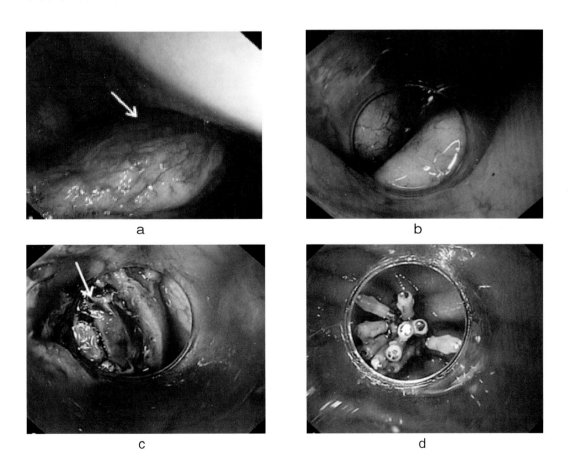

a

b

c

d

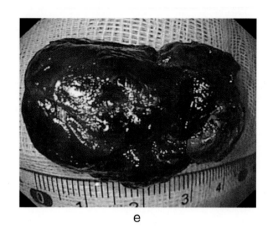

e

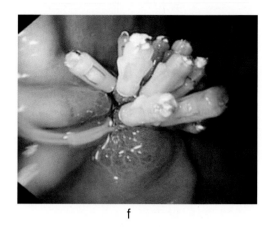

f

a.内镜下盆腔的子宫；b.左侧输卵管异位妊娠肿块；c.输卵管可见妊娠囊；d.尼龙绳联合止血夹夹闭胃部切口；e.内镜下切除的胚胎组织；f. 术后5天复查胃镜图像。

图7-9-1　经胃入路异位妊娠及卵巢囊肿切除术

术后情况：术后患者诉下腹痛，程度轻，无发热。术后18 h出现肛门排气，术后72 h血清β-hCG恢复正常，并开始流质饮食。术后病理证实切除病变为异位妊娠囊，可见绒毛组织。术后5天复查胃镜示：切口愈合良好。

治疗要点：①将透明帽置于胃镜前端，确定胃前壁切口后，将肾上腺素盐水溶液(1∶100 000)注入黏膜下层，全层切开一2 cm切口后进入腹腔。②建立人工气腹：内镜充入CO_2气体以充盈腹腔。在内镜监视下，右下腹放置一引流管，并与腹腔镜吸引器连接。将腹部压力设置为11 mmHg，以获得持续稳定的气腹。③仔细观察双侧附件，可见右侧卵巢囊肿，以钩刀沿囊肿边缘将其切除并取出。于右侧卵巢壁见1 cm×1 cm的浅表子宫内膜异位症灶，应用电凝钳烧灼。④左侧输卵管见异位妊娠囊，大小约4 cm×3 cm，使用HOOK刀/IT刀和圈套器逐渐剥离妊娠囊，经胃壁切口将病灶取出送病理。⑤仔细观察输卵管壁，未见胚胎组织残余。去除气腹后，将引流管固定于腹壁作为腹腔引流管。使用尼龙绳和止血夹将胃壁缝合。

本例为NOTES技术在妇科疾病中的应用，是世界首例临床应用报道。该技术成功完成，主要在于三个要点的处理：①腹腔视野不清晰：腹腔内网膜及腹壁脂肪的存在，常常影响内镜下视野，无法准确脏器定位，稳定的人工气腹有助于保持内镜下清晰的视野。因此，我们术中引入腹腔镜的气腹设备，维持腹腔的压力，以获得最佳的手术视野。②内镜难以到达盆腔：内镜下腹腔空间定位难度大，内镜进入腹腔后可通过体外单指触诊腹中线来判断方向和位置，更好地引导内镜进入盆腔，从而确定子宫及附件位置。③解剖关系的确认：熟悉腹腔和盆腔脏器的解剖结构和关系，缺乏经验时可请有经验的妇产科专业医师协助。

点评：异位妊娠俗称宫外孕，指孕卵在子宫以外部位着床，是妇产科常见的急腹症之一，多发生在输卵管处。异位妊娠囊破裂或流产可引起出血性休克，早期诊断和治疗可以大大降低发生率。辅助检查：阴道超声检查具有无创、简单、准确率高等优点，可以较为直观清晰地观察到妊娠囊的部位、大小、是否破裂等，阴道超声联合血hCG检测是目前的主要诊断手段。

药物治疗和腹腔镜手术治疗逐渐取代了开腹输卵管结扎术。手术策略须根据患者的病情和生育情况决定。对于HCG较低、异位灶较小且血流动力学稳定的患者可采用药物治疗，但是治疗时间较长，有失败的风险；腹腔镜手术治疗成功率高，相比开腹手术创伤小、恢复快。内镜下NOTES异位妊娠切除术是新兴的微创内镜手术，在取得相同疗效的同时具有体表无切口、术后不良事件少等优势，更加符合女性的临床需求。

（刘丹　刘冰熔）

第十节　内镜下胃空肠吻合术

病例：内镜下胃空肠吻合术

简要病史：患者，男，15岁，因"间断上腹胀伴呕吐1年余"入院，体重下降10 kg。

辅助检查：上消化道造影提示胃潴留、十二指肠扩张及十二指肠水平部狭窄（图7-10-1a）。腹部CTA发现肠系膜上动脉和腹主动脉夹角为20.5°（正常值30°～60°），压迫十二指肠水平部，诊断为肠系膜上动脉压迫综合征（图7-10-1b）。

治疗方式：发病以来，患者曾辗转于多家医院，经营养、支持对症治疗无效，体重明显下降，且情绪低落。明确肠系膜上动脉综合征诊断后，曾考虑行外科胃空肠吻合术，然而由于患者年龄小，营养状态极差，手术风险大，经多学科讨论，决定行内镜下胃空肠吻合术（图7-10-1c~g）。

术后情况：患者术后无腹痛和发热，术后4天开始进流质饮食，偶有上腹胀，无呕吐，术后2周体重增加2 kg。术后5个月复查胃镜、消化道造影提示胃空肠吻合口通畅（图7-10-1h）。

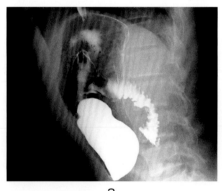

a

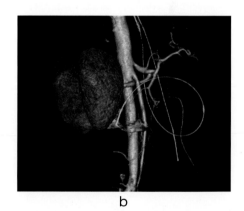

b

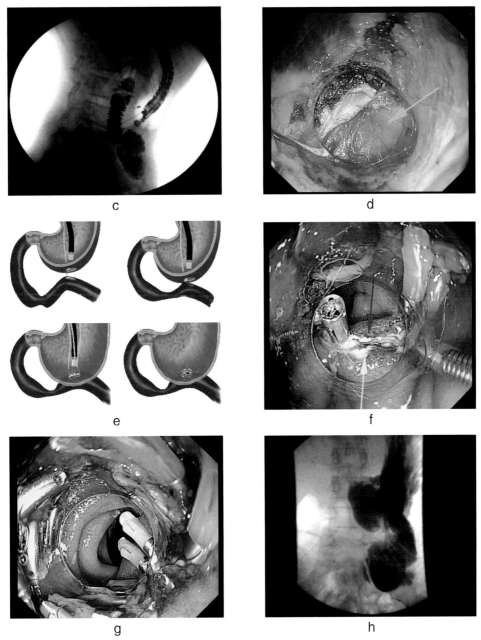

a.上消化道钡餐造影示胃液潴留，十二指肠狭窄；b.64层CTA示肠系膜上动脉与腹主动脉夹角缩小并十二指肠水平段受压变窄；c.超声胃镜引导下穿刺；d.沿导丝切穿胃壁（箭头所指为空肠）；e."刘氏对吻缝合"示意图；f.对吻缝合胃壁和空肠壁（黄色箭头所指为胃黏膜，蓝色箭头所指为肠黏膜）；g.内镜下观察胃空肠吻合口；h.术后5个月复查上消化道钡餐造影示：胃肠吻合口通畅。

图7-10-1 超声胃镜引导下胃空肠吻合术

治疗要点：术前1天在内镜引导下经口置入双气囊肠梗阻导管以定位空肠。术中，首先在放射线监视下向肠梗阻导管远端气囊注入碘海醇+生理盐水混合液，超声内镜引导穿刺位于空肠的远端气囊，造影剂外溢并显示远端肠管通畅，蠕动可，且未见狭窄及占位。循穿刺针置入黄斑马导丝至空肠远端并固定。更换带透明帽的治疗镜，于导丝周围胃黏膜处，切一2 cm全层切口进入腹腔，循导丝定位空肠后以圈套器和异物钳将空肠拉入胃腔。将空肠侧壁切开，按照四个径线的方向分别牵拉、固定胃与空肠切口，应用刘氏对吻缝合技术缝合胃、空肠切口。术毕内镜可顺利通过胃空肠吻合口。

手术要点：①确定空肠的位置：双气囊肠梗阻导管，通过置入深度和远端气囊注入碘海醇+生理盐水溶液，在X线造影下可精确定位空肠。②维持胃、空肠生理方向和走行：吻合口的紧闭性及保证胃和空肠肠腔的顺应性是治疗成功的关键。夹闭胃肠之前一定要明确胃腔和肠腔的走行，避免缝合后胃肠道扭曲。③胃肠吻合口缝合：我们采用刘氏对吻缝合技术，将肠壁牵拉至胃腔后，采用尼龙绳和钛夹结合的方法将胃壁、空肠壁侧侧吻合。

点评：肠系膜上动脉压迫综合征（Wilkie disease，威尔基病），又称良性十二指肠淤滞征。由先天或后天因素引起的肠系膜上动脉夹角变小或十二指肠水平段位置较高，使十二指肠水平段受到压迫，从而引起急性、慢性肠梗阻症状。多表现为长期反复发作的餐后上腹部或后背胀痛、恶心、呕吐，甚至出现一系列消瘦、贫血、水电解质及酸碱平衡紊乱、性格及精神改变等症状。因其症状隐匿，无特异性，对于病程较长、反复，症状与进食及体位改变相关，且正规治疗后无明显缓解的患者，可考虑此病。上消化道造影可直观地显示胃及十二指肠的走行、梗阻或扩张及排空情况。腹部增强CT+三维重建，可清晰显示血管及肠道的立体结构关系，肠系膜上动脉对十二指肠造成的压迫，并帮助与其他疾病的鉴别诊断，胃镜及腹部MRI可用于鉴别诊断。传统治疗包括禁食水、胃肠减压，增加肠内营养，必要时进行心理评估及加用抗抑郁药物。对保守治疗无效，症状仍反复或有严重并发症者，考虑选择外科手术，如十二指肠空肠吻合术、胃空肠吻合术等。随着NOTES技术的逐渐成熟与发展，越来越多的内镜技术将为患者提供更多的治疗选择。

（刘丹　刘冰熔）

第十一节　经脐胸交感神经切断术治疗手汗症

病例：经脐胸交感神经切断术治疗手汗症

简要病史：患者，男，29岁，因"反复双手多汗5年余"入院。术前行胸腹部CT排除胸膜粘连及腹腔粘连，无腹部手术史。

治疗方式：经保守治疗无效，自愿接受经脐胸交感神经切断术（图7-11-1）。

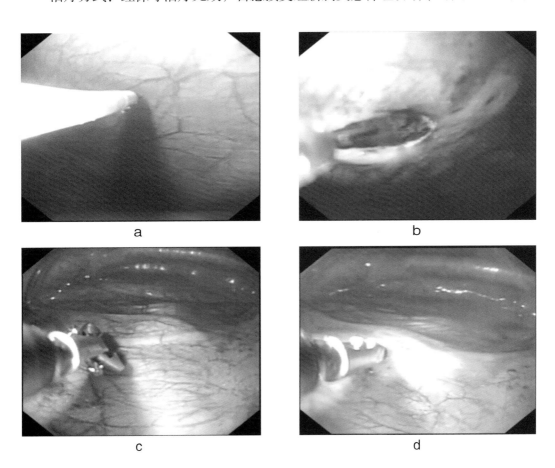

a

b

c

d

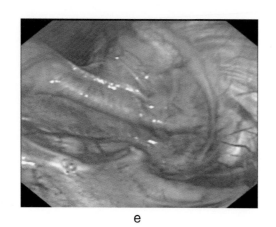

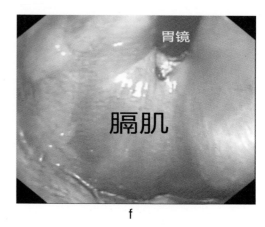

a、b.膈肌切开；c.找到胸交感神经T$_3$；d.电凝毁损T$_3$；e.T$_3$毁损后；f.胸腔内反转胃镜检查膈肌造口有无出血。

图7-11-1　经脐胸交感神经切断术

术后情况：术后恢复好，多汗症状缓解。

治疗要点：患者平卧位，麻醉显效后，于脐下5 mm处做10 mm的切口，置入长腹腔镜戳卡，建立气腹。胃镜沿戳卡进入腹腔至膈肌处，使用切开刀分别在左右膈肌穹顶做一切口（5～10 mm），注意造口位置要远离心脏和膈肌大血管区域，避免操作时损伤邻近脏器以降低出血风险。单肺通气下，胃镜进入胸腔，使用热止血钳行左右T$_3$交感神经节切断术，退出内镜到腹腔后双肺鼓气，戳卡接吸引器，将胸腹腔内的气体吸尽，缝合脐部切口。

点评：手汗症是一种由于交感神经异常兴奋引起手部多汗的疾病，以年轻人多见。我国青年发病率约为4.6%，特别是南方地区发病率较高。本病一般始发于儿童或青少年时期，在20～30岁时症状趋于明显。胸交感神经切除手术是治疗手汗症的有效方法。手汗症的治疗：依据共识，对单纯手汗者采用T$_3$交感神经切断，合并腋汗者追加T$_4$交感神经切断。传统的经胸腔镜交感神经切除需要2～4个胸部切口，并常伴发慢性切口疼痛。经脐胸交感神经切断术，并非传统意义上的通过消化管壁的纯NOTES技术，但通过经脐入路，可将切口减少到一个，并隐藏于脐部，达到腹壁几乎无瘢痕的效果，技术难度和手术风险均大为降低，应属"杂交NOTES"范畴，有望成为有前途的新的手汗症手术方式。

（李达周）

第十二节　经直肠保胆取石术

病例：经直肠保胆取石术

简要病史：患者，男，56岁，因"反复右上腹隐痛1年余"入院。查体：腹软，右上腹轻压痛，无反跳痛。

辅助检查：腹部彩超示胆囊壁毛糙，胆囊内强回声光团，可随体位移动(图7-12-1a)。诊断胆囊结石并慢性胆囊炎。

治疗方式：经直肠保胆取石术（图7-12-1b~h）。

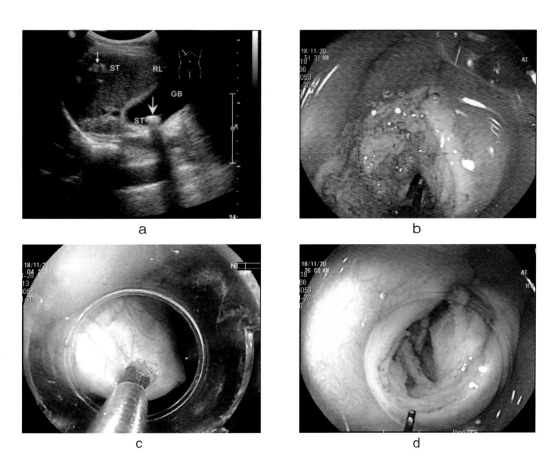

a

b

c

d

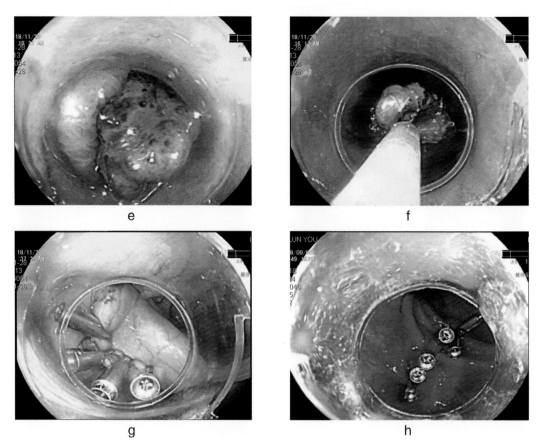

a.彩超见胆囊结石；b.内镜切开肠壁；c.找到胆囊；d.切开胆囊；e.胆囊结石；f.网兜兜住结石取出；g.钛夹封闭胆囊壁切口；h.封闭肠壁切口。

图7-12-1　经直肠保胆取石术

术后情况：术后2天患者开始进食流质、下床活动，术后5天出院，随访2年未见结石复发，无特殊不适。

治疗要点：患者取截石位，常规消毒铺巾，结肠镜插镜至横结肠，经内镜反复冲洗肠腔后以0.1%安尔碘溶液冲洗消毒肠腔。改用头端带有锥形透明帽的无菌内镜，于距肛门18 cm直乙状结肠交界处前壁，沿肠腔纵轴应用勾刀分3次逐层切开肠壁后进入腹腔，沿肠管间隙上行找到肝脏，于肝脏下缘找到胆囊，予一次性息肉勒除器圈套固定胆囊，伸入勾刀切开胆囊，见胆汁溢出，以内镜将胆汁充分吸出，逐步扩大胆囊切口，将内镜送入胆囊腔内，可见1枚大小约15 mm×15 mm黑色结石，给予网兜取出，以生理盐水行胆囊冲洗至冲洗液清亮，再予5枚止血夹将胆囊切口夹闭，以无菌生理盐水冲洗腹腔并将腹腔内的黄绿色附着物清理干净，退出腹腔。予钛夹封闭肠壁。术后2天患者开始进流质饮食、下床活动，术后5天出院，随访2年未见结石复发，无特殊不适。

点评：胆囊结石是常见的胆囊良性疾病，在西方国家发病率高达

10%～20%，我国发病率为8%～10%，其中有症状的患者超过20%。胆囊有浓缩、储存及排泄胆汁的功能，还具有调节胆道压力、免疫及内分泌功能等，保留有功能的胆囊可以较大程度避免上述负面影响，而且更符合患者生理功能。腹腔镜胆囊切除术是当前首选的治疗方案。但胆囊切除对患者产生的负面影响形式多样，胆道损伤、胆漏等手术并发症的危害也是不容忽视的。此外，从长远来看，胆囊切除还会引发腹胀、腹泻、消化不良、反流性食管炎等消化道症状，影响患者生活质量，包括其作为其他一些疾病（如结肠癌）的危险因素，都将影响患者未来的健康。近年来针对保胆取石有外科手术保胆取石、腹腔镜保胆取石技术，而NOTES经直肠保胆取石技术无疑为保胆取石增加了新的术式选择，越来越受到临床重视，当然，胆结石复发后的处理问题还有待进一步研究。

（林华英　张华玉　张鸣青）

第十三节   经自然腔道内镜腹腔灌洗术治疗直肠医源性穿孔后腹腔感染

病例：经自然腔道内镜腹腔灌洗术治疗直肠医源性穿孔后腹腔感染

简要病史：患者，女，68岁，因"腹痛、腹胀、肛门停止排便10余天"入院。

辅助检查：肠镜示乙状结肠癌并梗阻（图7-13-1a）。病理结果显示乙状结肠腺癌。

治疗方式：住院期间予肠镜下乙状结肠癌支架置入术，术后第3天出现腹痛加重、肠鸣音消失、板状腹，考虑支架置入术后穿孔，决定行NOTES腹腔灌洗术（图7-13-1b~h）。

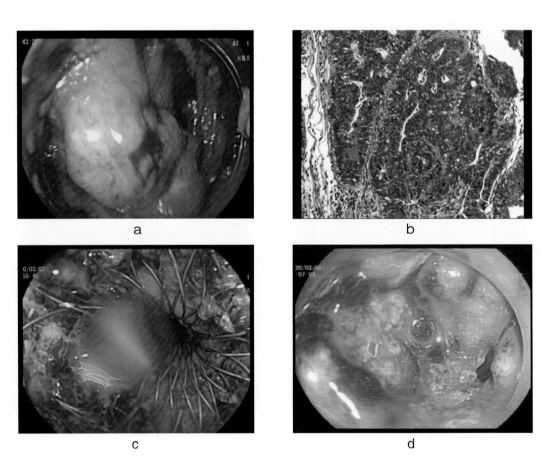

a

b

c

d

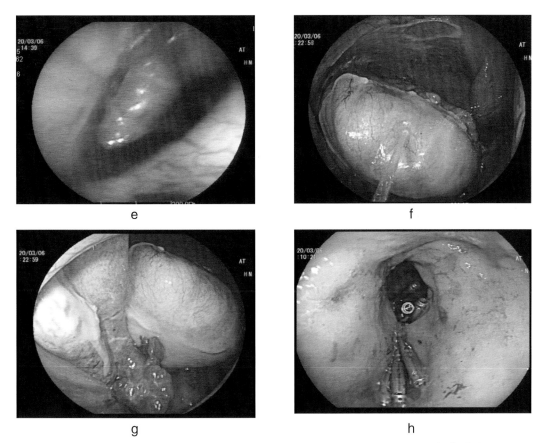

a.乙状结肠见肿物堵塞肠腔，内镜无法通过；b.乙状结肠（腺癌）；c.乙状结肠癌支架置入；d.支架置入术后穿孔；e.腹腔见大量粪质及肠内容物；f.生理盐水冲洗腹腔；g.腹腔内粪质较前明显减少；h.止血夹封闭创面。

图7-13-1 NOTES腹腔灌洗术治疗直肠医源性穿孔后腹腔感染

术后情况：经禁食、抗感染、维持内环境稳定等治疗，病情好转出院。

治疗要点：再次行肠镜检查并取出支架，见肿瘤处一0.5 cm×0.5 cm的穿孔面，粪质及肠内容物经直肠裂口处进入腹腔，遂予生理盐水反复多次冲洗腹腔，术后腹腔粪质较前明显减少，患者腹膜炎症状减轻，再予止血夹封闭创面。

点评：消化道穿孔见于多种原因，包括溃疡、肿瘤、外伤等。近年来，随着消化内镜诊疗技术的发展，医源性消化道穿孔患者已成为内镜治疗中常见的病例。消化道穿孔的主要临床表现有：腹痛、腹胀、恶心、呕吐等，查体可有板状腹、肠鸣音消失。结合患者病史、症状及急腹症体征不难诊断。辅助检查：X线腹部立位平片检查是最常用的方法，典型的表现是见膈下游离气体。胃镜、肠镜、CT和磁共振等对于消化道穿孔病因的诊断很有帮助。及时清理经穿孔面进入腹腔的消化道内容物、抗感染、引流是处理消化道穿孔的关键。

传统的治疗方式有外科开腹手术及腹腔镜下治疗，创伤较大。最新的治疗方式有经NOTES途径腹腔灌洗术及穿孔面的修补，具有创伤小、体表无瘢痕、恢复快等优点，且术后并发症少。

（张华玉　张鸣青）

第十四节　经自然腔道内镜下结肠癌全层切除术及淋巴结切除术

病例：经自然腔道内镜下结肠癌全层切除术及淋巴结切除术

简要病史：患者，男，58岁，因"间断下腹疼痛5月余"入院。

既往史：该患者于16年前因升结肠腺癌行"右半结肠癌根治术"，10年前因直肠癌行"直肠癌根治术"，术后给予化疗2疗程，因骨髓抑制停止，后遗留骨髓抑制。1年前因胆囊结石行"胆囊切除术"。5月余前无明显诱因出现下腹疼痛，为钝痛，每次持续数分钟，可自行缓解。

辅助检查：外院肠镜示残余结肠癌，右半结肠癌术后，直肠癌术后。病理结果显示(距肛门45 cm)腺癌。血常规：白细胞2.6×10^9/L，红细胞3.58×10^{12}/L，血小板3.58×10^9/L。

治疗方式：患者为老年，曾先后行右半结肠癌根治术和直肠癌根治术，再次外科手术的难度大，且患者术后生存质量差。此外，患者因化疗遗留骨髓造血功能障碍，无法耐受化疗。因此，经多学科讨论，决定手术方式为NOTES内镜下结肠癌及肠壁全层切除术及局部淋巴结切除术（图7-14-1）。

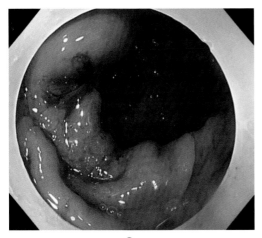

a

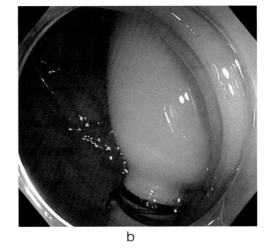

b

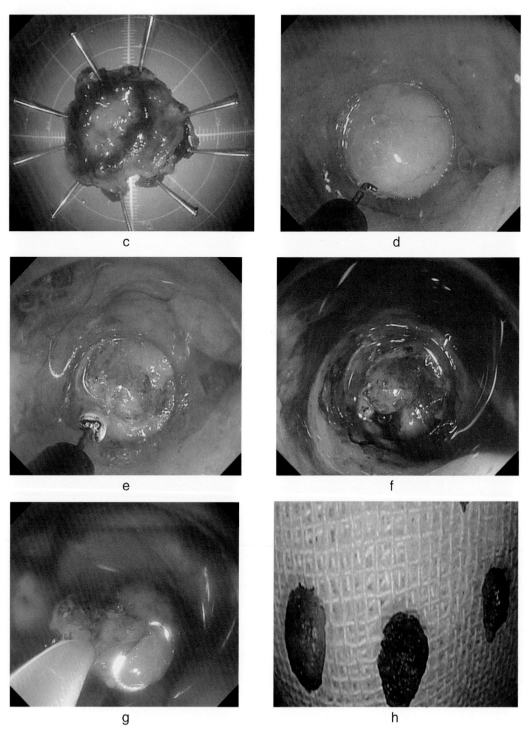

a.注射纳米碳混悬液于病灶周围；b.置入可脱离式气囊；c.切除的结肠腺癌标本；d~g.内镜下淋巴结切除术；h.内镜下切除的淋巴结。

图7-14-1　NOTES内镜下结肠癌及肠壁全层切除术及局部淋巴结切除术

术后情况：术后禁食72小时，无腹痛及发热。病理学示低分化腺癌，浸润浅表肌层，边缘净，无淋巴结转移。术后2个月复查结肠镜显示创面愈合良好；术后12个月复查结肠镜可见创面愈合良好，无局部复发；查胸腹部联合CT未见异常。

手术过程：术前2天进行淋巴结标记，通过内镜于病灶周围黏膜下层，注入4毫升纳米碳混悬液。术前，在横结肠处置入可脱离式气囊，以防止术中视野被粪水污染。以HOOK刀标记病灶边缘，再以注射针在病灶周围进针至黏膜下层，注射生理盐水至病灶周围黏膜隆起，病灶无隆起，应用HOOK刀/IT刀将病灶及局部肠壁全层切除并从肛门取出。从肠壁缺损处进入腹腔可见病灶局部肠壁外黑染的3枚淋巴结，行内镜下淋巴结剥离切除术，采用刘氏对吻缝合技术夹闭黏膜缺损处。

点评：内镜下切除已成为消化道早期癌的首选治疗手段，但浸润深度大于500微米的早期癌和进展期癌则是内镜下微创治疗的禁区，其中一个重要原因是内镜无法进行淋巴结清扫。刘冰熔团队通过动物实验证实黏膜下注射纳米碳可以成功辅助内镜下淋巴结示踪和切除。因本例患者曾多次行腹部手术，考虑患者自身状况及个人意愿，给予内镜下的结肠腺癌全层切除术，并在内镜下切除3个关键淋巴结，术后病理回报切除淋巴结均未见转移，且患者行内镜下淋巴结切除术后1年内未发现复发和转移。但值得强调的是，该患者切除的淋巴结与原发病灶距离较近，遂较容易进行辨认并切除，但存在遗漏其他良性或者恶性淋巴结的可能。内镜下全层切除胃肠道病变是一种新的治疗理念，通过内镜切除病灶进而完成内镜下的淋巴结清扫，无疑是一个革命性的突破，它使内镜下治疗技术从目前的早期癌治疗向部分进展期癌的治疗迈开了开拓性的一步。

（刘丹 刘冰熔）

第十五节　经盲肠阑尾切除术

病例：经盲肠阑尾切除术

简要病史：患者，女，53岁，因"体检发现阑尾肿物2个月"入院。不伴发热、腹痛、腹胀等不适。20年前患急性阑尾炎，保守治疗后好转。查体全腹未触及包块，麦氏点无压痛、反跳痛。

辅助检查：结肠镜检查显示，阑尾根部见一大小约1.0 cm的黏膜下隆起，表面光滑。超声内镜显示，阑尾根部病灶处呈低回声，内部回声均匀，呈椭圆形，边界清楚，向腔内突出，来源于固有肌层，最大截面约1.4 cm×1.0 cm。腹部CT、血常规、电解质、肝肾功能及凝血功能未见明显异常。诊断：阑尾肿物。

治疗方式：经盲肠阑尾切除术（图7-15-1a~i）。

术后情况：病理结果提示慢性阑尾炎。术后伴发热、体温38 ℃，伴局限性腹膜炎、右下腹轻度压痛反跳痛，经禁食禁饮、补液抗感染治疗3天后，一般情况好，体温正常腹痛消失，术后第2天拔除肛管，术后无出血、肠瘘等不良事件发生，术后1个月随访患者情况良好（图7-15-1j）。

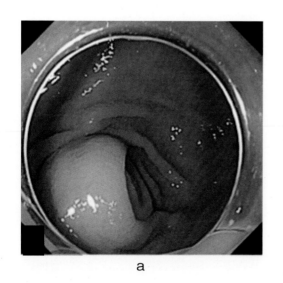

a

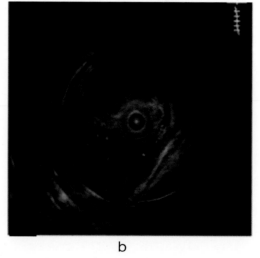

b

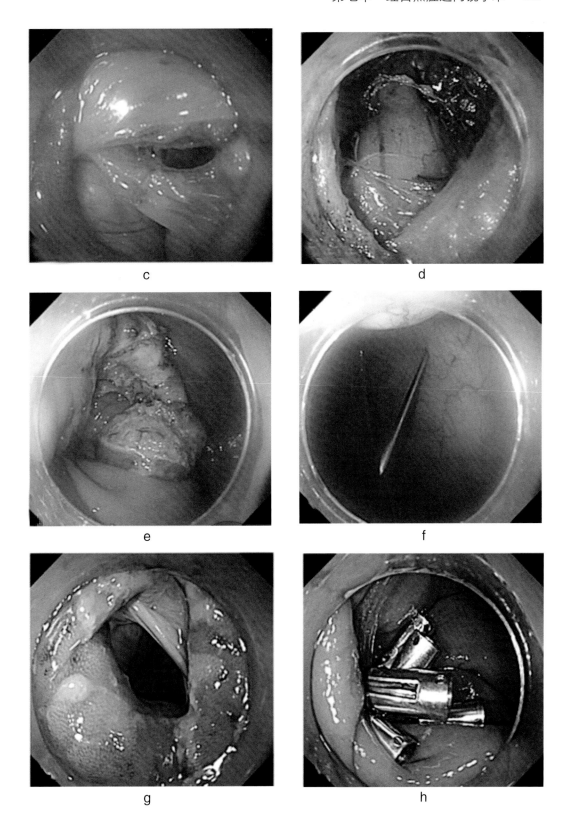

c

d

e

f

g

h

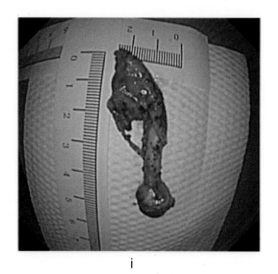
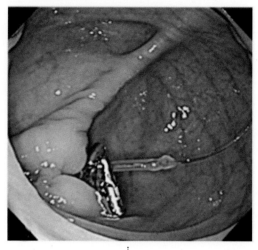

i　　　　　　　　　　　　　j

　　a.结肠镜下见阑尾根部黏膜下隆起；b.超声内镜下见病变呈低回声，回声均匀，起源于固有肌层；c～e. IT刀逐步剥离病变并分离腔外阑尾；f.内镜下见行腹腔穿刺排气的空针；g.全层切除后创面；h.使用尼龙圈和钛夹对创面进行荷包缝合；i.切除标本；j.术后1个月结肠镜复查见用于创面缝合的钛夹及尼龙圈。

图7-15-1　经盲肠阑尾切除术

　　手术过程：全麻下行肠镜下治疗，在黏膜下隆起基底部注射1：10 000肾上腺素生理盐水+玻璃酸钠，使用黏膜切开刀切开病变周围黏膜，使用IT刀环形电凝逐步剥离病变，由于病变侵及固有肌层且与阑尾致密粘连，遂决定应用IT刀行全层切除，分离阑尾根部及阑尾周围系膜，使用止血钳电凝烧灼阑尾血管，完整切除病变及阑尾，操作过程中使用20 mL空针注射器经腹腔穿刺排气，使用圈套器将切除标本经直肠取出送病理，止血钳充分处理创面后，使用尼龙圈及钛夹荷包缝合创面。

　　操作要点：①利用内镜沿着阑尾根部进入腹腔找到阑尾，反复观察阑尾走行，注意勿将肠管误认为阑尾。②分离阑尾周围系膜时，每次切开的组织不宜多，避免出血。③使用切凝混合模式进行操作可减少出血风险。④处理阑尾动脉时，需小心解剖动脉周围组织至半裸化，为电凝钳有效夹持创造有利条件，充分电凝后方可切断阑尾动脉。⑤操作过程中应密切监测腹部和气道压力，使用空针注射器在右下腹进行穿刺排气。⑥使用钛夹带入尼龙圈对创面进行荷包缝合，缝合后使用钛夹对缝合口周围组织再次缝合，相当于外科手术中的双层减张缝合。⑦术后留置肛管减压。

　　点评：内镜下黏膜剥离术（Endoscopic mucosal dissection, ESD）已成为部分结肠病变的主要治疗方法之一，但对于靠近或累及阑尾开口的侧向发育型肿瘤或黏膜下隆起，因其可能与阑尾致密粘连，ESD完整切除非常困难或有病变残留，需外科手术将病变同阑尾一并切除。随着经自然腔道内镜手术技术的发展，体表无创的经自然腔道阑尾切除术已被越来越多的医师关注。经阴道阑尾切除术或经胃阑尾切除术已相继被报道，但这些术式仍需要切开阴道壁或胃壁将宫腔镜或腹腔镜伸入腹腔，存在损伤周围脏器等风险。内镜下经盲肠阑尾切除术在盲肠腔内对病变及阑尾行全层切除，无腹壁切口，具有"超级"无创的优点，还可避免在腹腔探寻阑尾过程中损伤周围组织及脏器，该技术有望成为阑尾周围病变患者安全、有效且微创的治疗方法。经盲肠阑尾切除术的适应证尚处于探索阶段，阑尾周围病变是其适应证之一，仍需更多研究探索及论证其相关适应证。

（胡兵）

第十六节　经胃腹腔内异物取出术

病例：经胃腹腔内异物取出术

简要病史：患者，男，12岁，因"吞服针钉和磁铁13个月，上腹痛5天"入院。

辅助检查：腹部CT提示胃大弯侧及其周围见多发团块状、长条状高致密影及其放射状伪影，部分似位于胃腔外，腹腔未见游离气体，考虑胃内金属异物，不排除部分穿透至胃腔外（图7-16-1a）。胃镜：胃腔内较多黑色混浊液体，见2大块约6 cm×4 cm团块状异物，表面较多黑色污泥和多枚牙签样尖锐异物附着，胃壁肿胀、糜烂（图7-16-1b~e）。诊断：胃内多发金属异物，不排除腹腔内异物。

治疗方式：内镜下异物取出术。

手术过程：插管麻醉下，胃镜带透明帽，进镜，冲洗胃腔，用异物钳分别取出吸附在磁铁上的牙签样的针钉共19枚，部分针钉已经腐蚀，再用圈套器套紧其中1枚橄榄球样磁铁一端，牵拉到贲门口，稍用力使其与其他吸附在一起的磁铁分离，再经口取出，共取出8枚橄榄球样磁铁（图7-16-1f）。

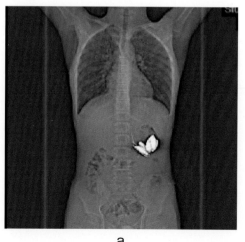

a

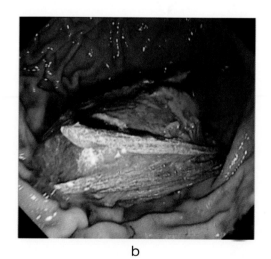

b

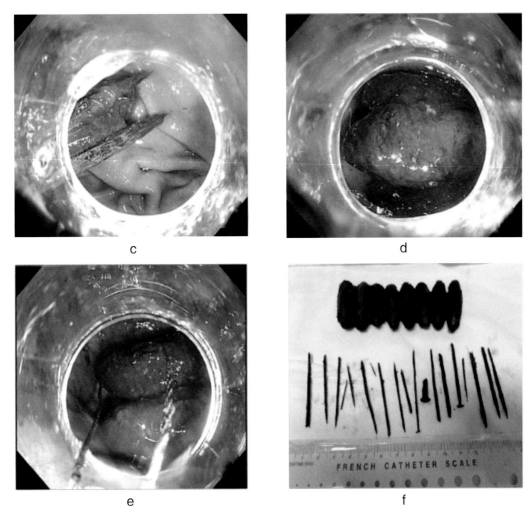

a.术前CT提示胃区高致密性异物；b.胃内巨块异物；c.胃内针钉；d.胃内橄榄球样磁块；e.圈套器取出；f.取出的磁块和针钉。

图7-16-1　胃内异物取出术

次日复查CT，发现仍有1枚针钉在小腹膜腔内，已完全穿出胃壁，在胃后壁和胰腺之间（图7-16-2a~b）。经多学科会诊，决定行经胃腹腔内异物取出术。

手术过程：插管麻醉下，用甲硝唑注射液冲洗上消化道，超声胃镜探查异物与胃壁的位置，定位于胃体中段大弯靠后壁开口，用Dual刀和IT刀切开胃壁全层，胃镜进入小腹膜腔内，胃后壁和胰腺之间见广泛粘连包裹，未见异物，用Dual刀切开分离粘连，用超声小探头再定位异物，分离发现异物，一端已部分进入胰体，完全分离并松脱异物，用异物钳经胃取出，见异物为针钉，长4.8 cm，创面用热凝钳处理，用甲硝唑注射液冲洗腹腔，用尼龙绳钛夹荷包缝合胃壁（图7-16-2c~h）。

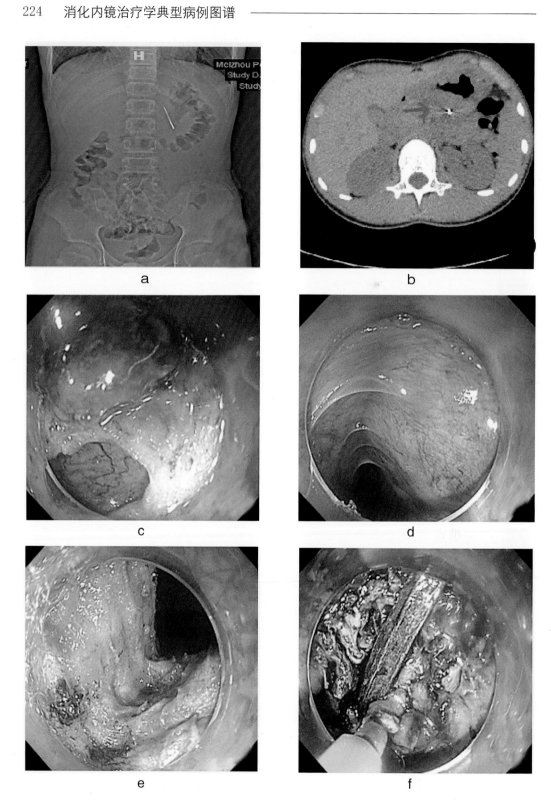

a

b

c

d

e

f

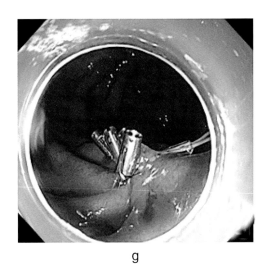
g

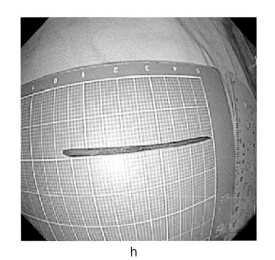
h

a、b.CT提示腹腔内异物；c.胃体中段开口进镜；d.腹腔内粘连包裹，未见异物；e.切开分离粘连；f.找到和松脱异物；g.胃壁缝合；h.取出的针钉。

图7-16-2 经胃腹腔内异物取出术

术后情况：术后查血淀粉酶正常，复查腹部平片异物已消失，禁食48小时后流质饮食，无腹痛，无发热，术后5天出院。

点评：儿童吞（误）服异物是消化内科常见情况，绝大多数均可通过内镜取出。本例患儿吞服金属尖锐异物和磁性异物13个月，一直未告诉家长和老师，吞服量多，持续时间长，所幸磁铁和针钉一起吞服，吸附在一起，体积大，才没有排入肠道，而其中1枚针钉穿透胃壁，进入小腹膜腔内，估计时间约有1年，被腹膜完全包裹，实属罕见。

本病例难点在腹腔内的1枚针钉，其位于胃后壁和胰腺之间的小腹膜腔内，位置深，如选择传统外科或腹腔镜手术取出，手术入路和术中定位均有一定难度，对患儿创伤也大。经胃手术有很大的优势，以最短的距离，最精准的定位，最小的损伤，帮患者获得最快的恢复。内镜医师如果对腹腔内的解剖结构不熟悉，应请外科医师在场指导。

经查阅文献，发现国内外罕有类似的报道，本病例为NOTES技术增加了新的内涵。

（王胜炳　关富）

第八章　封闭技术及并发症

第一节　钛夹

病例：乙状结肠穿孔内镜下钛夹封闭术

简要病史：患者，女，64岁，因"下腹隐痛2月余，肠镜检查后并发穿孔2小时"入院。

辅助检查：患者于门诊行肠镜检查后持续腹痛，CT检查提示空腔脏器穿孔。肠镜检查注气无法保留，肠腔扩张受限，距肛门约18 cm处见瘘口（图8-1-1a、b）。

治疗方式：予钛夹7枚+波科钛夹2枚封闭加固（图8-1-1c~d）。

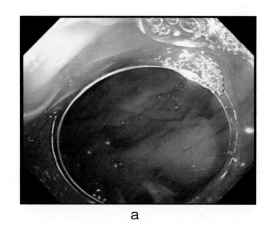
a

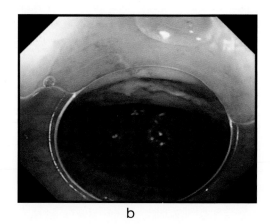
b

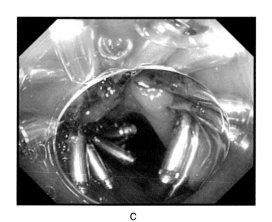
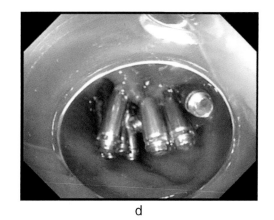

c   d

a、b.乙状结肠见瘘口；c、d.予钛夹封闭创面。

图8-1-1 乙状结肠穿孔内镜下钛夹封闭术

术后情况：患者入病房，予以抗感染、营养支持等对症处理，5日后出院。

治疗要点：①发现穿孔，尽量少注气或立即改用二氧化碳充气，充分暴露穿孔部位后，将钛夹经内镜钳道送至内镜前端，暴露出钛夹至白色柄部。②调整内镜及钛夹方向，使钛夹与病灶呈垂直接触，确认钛夹跨越穿孔部位并接触两侧黏膜后，随即用力收紧释放钛夹。③钛夹与穿孔区域的接触角度要恰当，最好为60°～90°，释放钛夹时，应将夹子两脚顶紧穿孔部位两侧的黏膜，才能将病灶连同附近的组织收紧，放置成功的标志为钛夹直立于黏膜上。

点评：目前内镜下封闭穿孔的方法多样，钛夹封闭的机制与外科缝合和结扎相同，均为物理机械方法，由于钛夹对组织损伤较小，钳夹后不易脱落，因此在临床上广泛应用。

（吴宏博）

第二节　尼龙绳辅助钛夹封闭术

病例：内镜下钛夹辅助尼龙绳封闭术

简要病史：患者，男，54岁，因"间断便血5月余，再发1月余"入院。

辅助检查：患者于门诊行肠镜检查时并发乙状结肠穿孔，降乙交界处见长约4 cm的肠壁瘘口；可透见网膜（图8-2-1a）。

治疗方式：内镜下钛夹辅助尼龙绳封闭瘘口（图8-2-1b~d）。

术后情况：患者入病房，予以抗感染、营养支持等对症处理，7日后出院。1个月后返院复查肠镜，肠壁愈合良好（图8-2-1e~f）。

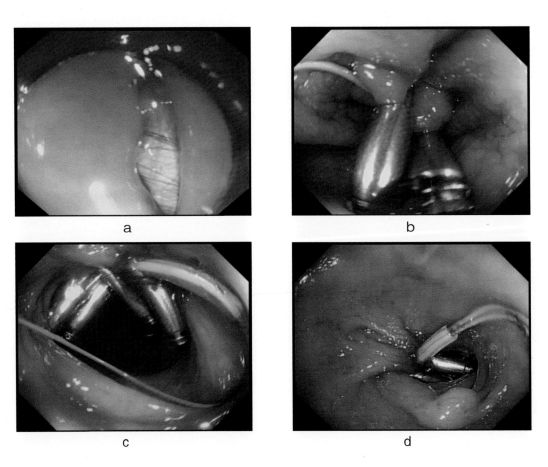

a

b

c

d

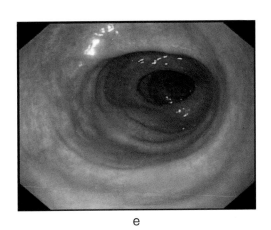

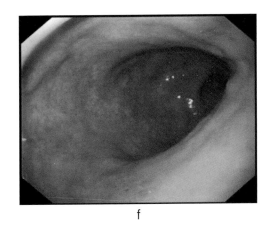

e　　　　　　　　　　　　　　　　　　　f

a.可见肠壁瘘口；b~d.钛夹辅助尼龙绳封闭瘘口；e~f.复查可见肠壁愈合良好。

图8-2-1　内镜下尼龙绳封闭术

治疗要点：根据缺损直径大小来选择尼龙绳塑形，在距离创面边缘0.5 cm处使用钛夹固定尼龙绳，多枚钛夹自创面两侧向中央完整对缝创面。

点评：结肠镜检查并发穿孔为肠镜检查严重并发症，若及时行内镜下封闭，可避免外科手术干预，减轻患者机体损伤，内镜下尼龙绳缝合修补消化道穿孔是安全、可靠及有效的，具有术后恢复快，住院时间短及操作相对简单的特点。

（吴宏博）

第三节   "8"字辅助缝合法

病例：单钳道内镜"8"字辅助缝合法

简要病史：患者，女，65岁，因"发现胃底间质瘤"入院。

辅助检查：胃镜提示胃底穹隆部一直径约2.5 cm的隆起性病变，表面光滑，超声内镜扫查见第四层均质低回声团块影，考虑间质瘤可能，内镜下ESD切除肿瘤，创面较深，拟行内镜下"8"字缝合。

治疗方式：单钳道内镜"8"字辅助缝合法（图8-3-1）。

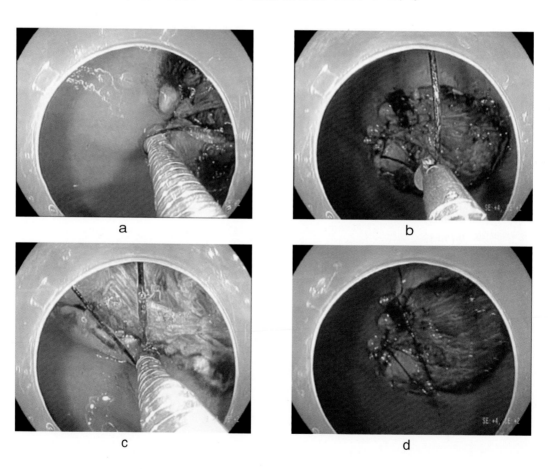

a

b

c

d

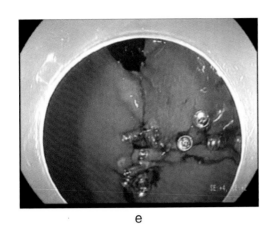
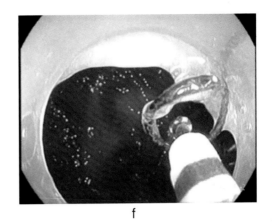

e　　　　　　　　　　　　　f

a.将固定了外科线的钛夹夹住创面一侧边缘；b.再次经内镜钳道置入钛夹贯穿缝线夹住对侧创面边缘，间距约0.5 cm；c、d.以类似方法反复置入钛夹，助手在体外逐步收紧缝线至创面闭合；e.创面闭合后，再予以一枚生物夹张开并旋转360°打结后于创面尾端1～2 cm处固定释放；f.最后经内镜切开刀切断丝线。

图8-3-1　单钳道内镜"8"字辅助缝合法

术后情况：患者术后无腹胀腹泻，复查腹部CT未见消化道穿孔征象，1周后出院。

治疗要点：①钛夹经单钳道内镜活检孔伸出内镜先端部并张开，将0/2外科缝线以外科结的方式固定于钛夹上。②随后将带线钛夹经内镜送入需手术部位，在内镜直视下达到创面处，张开钛夹，将带线钛夹夹住创面一侧边缘，并释放钛夹(定位)，再次经内镜钳道置入钛夹贯穿缝线夹住对侧创面边缘，间距约0.5 cm。③以类似方法反复置入钛夹，助手在体外逐步收紧缝线至创面闭合。④创面闭合后，再予以一枚生物夹张开并进行旋转360°打结后于创面尾端1～2 cm处固定释放，最后经内镜切开刀切断丝线。⑤钛夹之间的间距约0.5 cm，钛夹之间的力度更均匀，创面的闭合效果更好。闭合创面后，观察创面闭合情况，必要时可追加生物夹达到创面有效闭合。⑥术后须经内镜钳道向胃腔内注气，观察胃腔扩张情况，若扩张良好，则提示创面闭合严密；如扩张欠佳，可追加钛夹缝合至创面闭合严密。

（卢丹萍　肖雪娟　付冲）

第四节　支架

病例：食管肿瘤内镜下切除后的食管壁缺损，覆膜支架修补术

简要病史：患者，女，68岁，因"进食梗阻感1年"入院。

辅助检查：行胃镜检查发现食管下段巨大隆起，直径约3.5 cm，隆起表面黏膜光滑完整，质地硬。EUS提示：来源于固有肌层的偏低不均质回声结构，边界清楚，横截面积大小约36 mm×25 mm，隆起处外膜层清晰、连续、完整（图8-4-1a）。结论：食管隆起性病变，提示间质瘤。胸腹部增强CT提示：食管下段管壁明显增厚，提示肿瘤可能为间质瘤。

治疗方式：行ESD切除病灶后见食管壁巨大缺损，使用钛夹难以封闭创面，遂选择安装覆膜支架，术后造影未见造影剂外漏，术后患者创面愈合良好（图8-4-1b~h）。

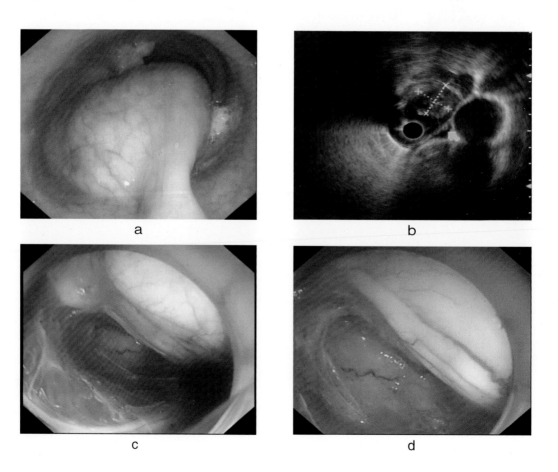

a

b

c

d

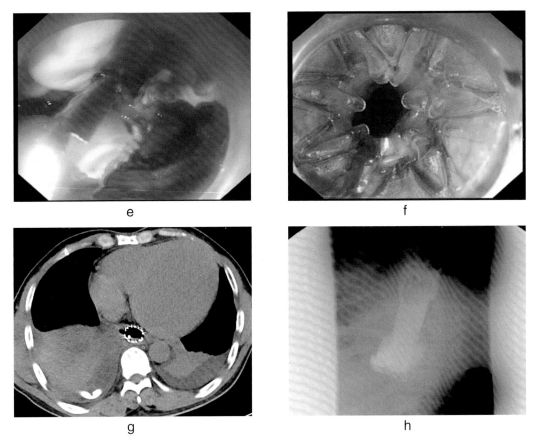

a.食管巨大SMT；b.术前超声胃镜检查；c～d.行内镜下ESD切除；e.切除肿瘤后见钛夹无法封闭的巨大黏膜缺损；f.安置覆膜支架修补瘘口；g～h.术后CT见支架在位，碘水造影未见造影剂外漏。

图8-4-1　食管壁缺损，覆膜支架修补术

术后情况：常规抗感染、抑酸处理，未出现气胸加重、食管瘘、纵隔脓肿等严重并发症，患者1周出院，随访2个月后拔除支架，创面完全修复。

点评：食管及贲门较大的肿瘤切除后留下的瘘口往往难以进行缝合：使用钛夹夹闭困难、荷包缝合张力较大，且空间相对狭窄不易操作。这时可以考虑使用覆膜支架直接覆盖创面，将瘘口完全封堵，同时术后通过碘水造影检查造影剂是否外漏，胸部CT检查判断支架位置情况。在选择覆膜支架时需要判断瘘口的长度，以保障支架能够完全将瘘口封堵。具体方法参照食管狭窄支架置入治疗章节。术后定期复查胸腹部CT了解胸部炎症渗出的吸收情况和支架有无移位。

笔者科室共计对19例食管较大术中穿孔的患者置入覆膜支架，支架均能完整覆盖创面。1例患者在手术过程中行胸腔闭式引流排气，2例患者术后因肺压迫超过70%行闭式引流，术后无一例患者出现气胸加重、食管瘘、纵隔脓肿等严重并发症，平均住院时间为4.8天，仅一例患者因肺部感染转入重症监护室治疗2天后转回普通病房，一例患者因贲门部使用支架夜间出现反流误吸，经常规抗感染后缓解。术后24小时碘水造影均提示造影剂无外溢。15例患者1个月后拔除支架，4例患者2个月后拔除支架，创面均完全修复。以上案例证实对于食管巨大肿瘤内镜下切除后的食管壁缺损，覆膜支架的覆盖安全有效，值得推广。

（费润欢）

第五节 Over-The-Scope-Clips（OTSC），内镜吻合夹系统

病例：Over-The-Cope Clip内窥镜系统封闭肝癌切除术后胃瘘

简要病史：患者，男，61岁，以"发现肝脏占位5天"入肝胆科行射频辅助下肝癌切除术，术后患者出现胃瘘，瘘口与腹壁相通，进食水后自体表瘘口溢出。

辅助检查：胃镜检查见胃窦变形明显，幽门口大弯侧可见约1 cm大小的瘘口，周边充血肿胀。内镜下注射美兰可见蓝色液体自腹壁瘘口溢出（图8-5-1a、b）。

治疗方式：胃瘘内镜下OTSC封闭（图8-5-1c~e）。

术后情况：术后24小时患者进食再无腹壁瘘口外溢现象，逐步恢复正常饮食，1周后复查胃镜：OTSC在位，创面愈合可。3个月后电话随访，患者正常饮食，无特殊不适。

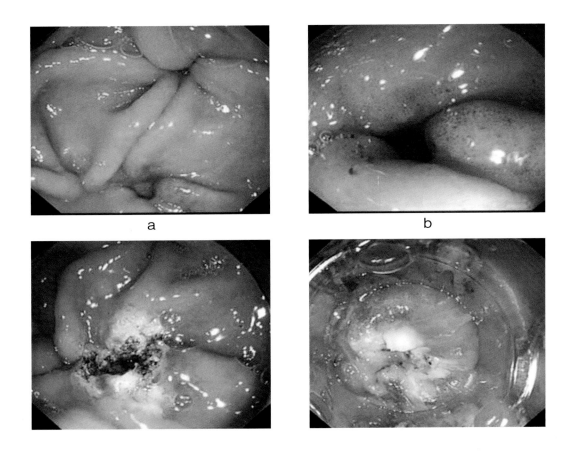

a   b

c

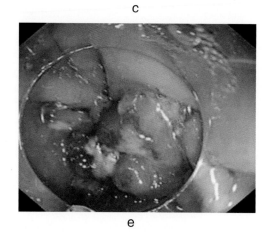

d

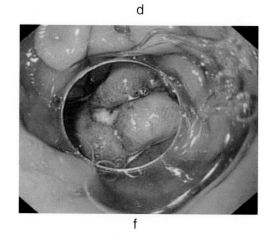

e

f

a、b.幽门口大弯侧见直径约1 cm大小瘘口；c.予APC处理创面；d.释放OTSC，封闭瘘口；e.OTSC封闭完成，冲水后未见气泡溢出；f.1周后复查，OTSC在位，创面愈合可。

图8-5-1　OTSC封闭胃瘘过程

治疗要点：充分吸引，将瘘口周边组织全部吸入透明帽内再释放夹子，才能完整封闭瘘口，如果缺损太大或者周边组织太硬，不易吸入透明帽，可以考虑使用双臂钳辅助，先将一侧组织拉向对侧，或者使用OTSC配套的"锚"将两侧组织拉向透明帽，使瘘口变小利于释放夹子，同时要避免损伤腔外重要脏器。

点评：消化道瘘是外科术后常见并发症，常给患者带来较大痛苦。随着内镜技术的进步使瘘口的封闭成为可能。要想实现内镜下组织闭合，瘘口周围的组织必须足够"健康"，以保证能被金属夹的齿咬住。若组织很脆或已坏死，金属夹将不能实现组织对合。在进行内镜下夹闭之前，需行内镜检查评估瘘口周围的组织质量。内镜前端的内镜吻合夹系统（over the scope clip，OTSC）能闭合肌层，相比普通钛夹封闭范围更大，封闭更牢固，操作类似于套扎，技术更为便捷。

（陈磊）

第六节 内镜黏膜下剥离术后狭窄预防

病例：食管早癌内镜黏膜下剥离+黏膜移植治疗

简要病史：患者，女，48岁，因"反复胸部烧灼感4年"入院。

辅助检查：胃镜检查提示食道距门齿30～35 cm处黏膜环周色泽改变，NBI观察病灶区域呈茶色改变，IPCL呈B1型，复方碘染色后局部环周不着色，诊断为早期食管癌（0~Ⅱc，m1~m2），胃镜及NBI所见如图8-6-1a~d。胸腹部CT未见淋巴结及远处转移。

治疗方式：行内镜黏膜下剥离+黏膜移植术（图8-6-1e~p）。

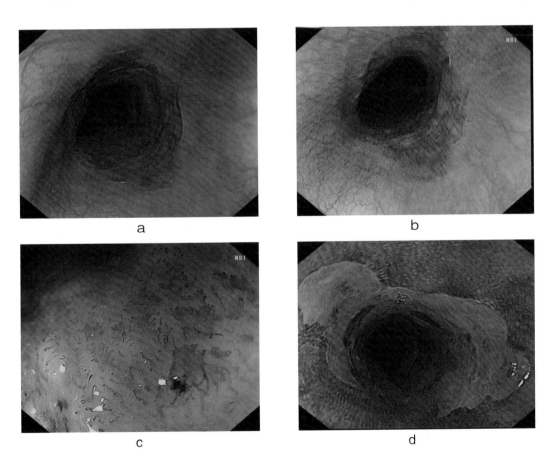

a

b

c

d

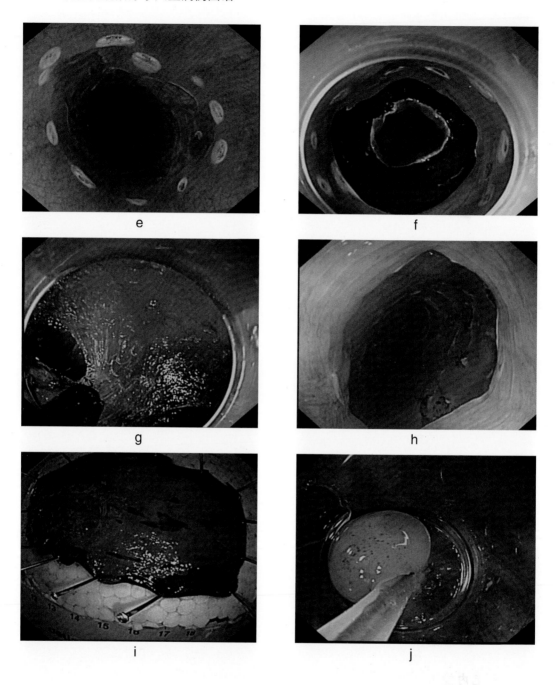

e

f

g

h

i

j

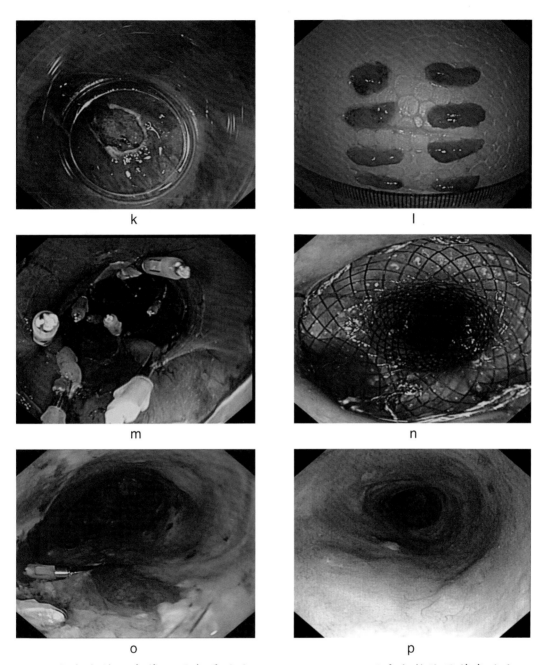

k

l

m

n

o

p

　　a.白光内镜下食管环周色泽改变；b、c.NBI-ME下病变整体呈茶色改变，IPCL呈B1型；d.复方碘染色；e~g.ESD；h~i.术后创面及标本；j~l.圈取正常黏膜并分割成小片；m~n.用金属夹将正常小片黏膜固定于创面并用金属支架压迫；o~p.术后拔除支架，见移植黏膜存活，管腔无狭窄。

图8-6-1　食道早癌ESD+黏膜移植治疗

　　术后情况：患者8天后出院，第1、第3、第6、第12个月随访复查胃镜，见食管白色瘢痕形成，镜身通过可。

治疗要点：①完整剥离病变，保留一定的黏膜下层。②需要足够的正常黏膜，圈取后分割成大小约0.5cm×1.0cm的黏膜片便于固定。③金属夹需要将移植黏膜正确固定于创面上，相互间隔1 cm。④支架放置1周后拔除。

点评：早期食管癌定义为癌组织局限于食管黏膜层，无论有无淋巴结转移。患者一般无明显症状，在排除淋巴结和远处转移的情况下，这种早癌可以行内镜下治疗。ESD是目前被推荐的治疗方式，但术后创面超过环周3/4以上的则往往形成管腔狭窄，环周创面几乎均会引起狭窄，而目前针对ESD术后狭窄问题并没有一种令人满意的预防或处理方式。本例患者虽然经内镜诊断为局限于黏膜层以内的早期食管癌，是内镜下切除的适应证，ESD也是恰当的治疗方式，但病变累及环周，若不采取预防措施，术后狭窄几乎不可避免。目前，预防狭窄的方法主要有3种：①机械预防（预防性水囊扩张、预防性支架置入）。②药物预防（口服/局部注射糖皮质激素等）。③再生医学（ECM支架、自体细胞/膜片移植、自体黏膜移植）。机械预防和药物预防需要反复多次治疗，且并发症多，疗效不确定。本例患者采用自体黏膜移植的方法预防狭窄，取得了令人满意的效果。

（柏健鹰）